D1718056

Diagnostik
von Schilddrüsenerkrankungen

Peter Pfannenstiel

4. neu bearbeitete und erweiterte Auflage
77 Abbildungen, 3 Tabellen
Byk-Mallinckrodt Radiodiagnostika, Dietzenbach
Schnetztor-Verlag, Konstanz

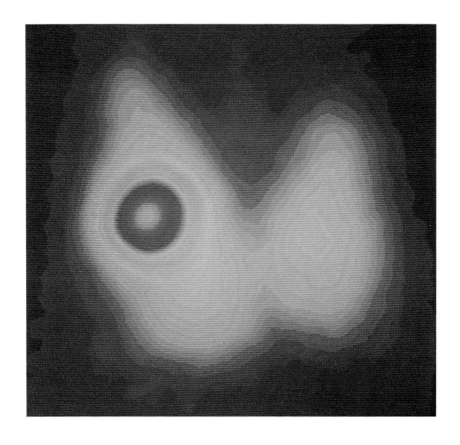

Professor Dr. med. Peter Pfannenstiel
Arzt für Innere Krankheiten
Arzt für Nuklearmedizin
Fachbereich Nuklearmedizin
Deutsche Klinik für Diagnostik
Aukammallee 33, D-6200 Wiesbaden

Inhaltsverzeichnis

Vorwort zur 4. Auflage

Die moderne Technologie hat die Sensitivität und Spezifität der Diagnostik von Schilddrüsenerkrankungen wesentlich verbessert. Während die enormen Fortschritte auf dem Gebiet der Laboratoriumsdiagnostik von Schilddrüsenerkrankungen in den ersten drei Auflagen in den Jahren 1974, 1976 und 1979 im Vordergrund standen, waren neben weiteren Entwicklungen der in-vitro-Diagnostik diesmal vor allem neue faszinierende Möglichkeiten der Untersuchung der Schilddrüsenmorphologie Anlaß für eine vollständige und wegen des angewachsenen Stoffes erweiterte Neufassung der innerhalb von zehn Jahren jetzt zum vierten Mal vorgelegten „Diagnostik von Schilddrüsenerkrankungen". Da kürzlich auch die „Therapie von Schilddrüsenerkrankungen"* in erweiterter und völlig überarbeiteter Form in dritter Auflage erschienen ist, stehen jetzt beide für die tägliche Arbeit der niedergelassenen Kollegen und Krankenhausärzte gleichermaßen bestimmten praxisnahen zusammenfassenden Darstellungen der Diagnostik und Therapie von Schilddrüsenerkrankungen in aktueller Form zur Verfügung.

Wenn auch wieder vor allem persönliche Auffassungen des Autors aufgrund einer jetzt 25jährigen intensiven diagnostischen und therapeutischen Betreuung Schilddrüsenkranker die Darstellung des Methodenspektrums bestimmen, fanden die aktuellen, insbesondere deutschsprachigen, im Anhang den einzelnen Kapiteln wieder zugeordneten Publikationen und vor allem Diskussionen bei zahlreichen wissenschaftlichen Symposien, Fortbildungsveranstaltungen und jährlichen Arbeitstagungen der Sektion Schilddrüse der Deutschen Gesellschaft für Endokrinologie Berücksichtigung, dies im Bemühen um eine insgesamt ausgewogene, dem allgemeinen Trend entsprechende Darstellung.

Aufgrund der immer differenzierteren diagnostischen und therapeutischen Möglichkeiten wird es zunehmend schwieriger, die Indikationen für die verschiedenen, alternativ zur Verfügung stehenden Methoden zu stellen und in schwer zu deutenden diagnostischen Situationen die notwendige Synopsis der Befunde im Rahmen der Primär- und Verlaufsuntersuchungen vorzunehmen. Hier soll vor allem der Hauptzielgruppe dieser zusammenfassenden Darstellung, den niedergelassenen Allgemeinärzten und Internisten in Praxis und Klinik eine Hilfestellung angeboten werden.

Da gleichzeitig mit der Erweiterung unserer diagnostischen Möglichkeiten die Untersuchungskosten erheblich angestiegen sind, wird, wie in den letzten Auflagen, wieder der Versuch unternommen, anhand von Untersuchungsstrate-

---

* P. Pfannenstiel, „Therapie von Schilddrüsenerkrankungen", 3., völlig neu bearbeitete und erweiterte Auflage 1982, erschienen bei Henning Berlin GmbH, Wissenschaftliche Abteilung, Komturstr. 19–20, D-1000 Berlin 42 (Grosse Verlag, Berlin, ISBN 3-88040-036-9) 1. Nachdruck 1983.

gien eine der jeweiligen Fragestellung individuell angepaßte rationale und rationelle Diagnostik von Schilddrüsenerkrankungen zur Diskussion zu stellen. Denn es steht außer Zweifel, daß vielerorts die Möglichkeiten der modernen Schilddrüsendiagnostik ohne Rücksicht auf Kosten-Nutzen-Überlegungen zu großzügig eingesetzt werden. Neben wissenschaftlichen Aspekten berücksichtigen die empfohlenen Strategien indirekt auch wirtschaftliche Aspekte.

Hierbei hat sich die Tatsache als vorteilhaft erwiesen, daß alle in dieser Übersicht besprochenen Verfahren der Funktions- und Lokalisationsdiagnostik von Schilddrüsenerkrankungen umfassend in der Arbeitsgruppe des Autors im Fachbereich Nuklearmedizin der Deutschen Klinik für Diagnostik, entsprechend dem jeweiligen Stand der Entwicklung, praktiziert werden.

Meinen Kollegen und Mitarbeitern gilt daher mein Dank für die Möglichkeit der gegenseitig stimulierenden engen jahrelangen Zusammenarbeit, die diese vierte Auflage wieder möglich gemacht hat. Zu danken habe ich insbesondere meiner Sekretärin Frau Ruth Hieronimi für die bewährte Niederschrift des Manuskriptes und dem Team der Firma Byk-Mallinckrodt unter der Leitung von Herrn Dr. rer. nat. J. Vogel, das in unveränderter Zusammensetzung die hervorragende Planung und Ausstattung sowie Herstellung dieses Buches nun zum vierten Mal realisiert hat.

Wiesbaden, September 1983   Peter Pfannenstiel

Verwendete Abkürzungen

AG	=	Antigen
AK	=	Antikörper
ANS	=	8-Anilino-1 Naphtalen-Sulfonsäure
ASR	=	Achillessehnenreflexzeit
Bq	=	Becquerel (37 GBq = 1 Ci)
CT	=	Computer-Tomographie
DJT	=	Dijodtyrosin
dl	=	Deziliter
EIA	=	Enzymimmunoassay
eO	=	Endokrine Orbitopathie
EPF	=	Exophthalmus produzierender Faktor
ES	=	Extrasystolen
ETR	=	Effective thyroxine ratio
EU	=	Euthyreose
FT_3	=	Freies Trijodthyronin
FT_4	=	Freies Thyroxin
Gy	=	Gray (0,01 Gy = 1 rad)
HVL	=	Hypophysenvorderlappen
HWZ	=	Halbwertszeit
Hyper	=	Hyperthyreose
Hypo	=	Hypothyreose
I.E.	=	Internationale Einheiten
IPM	=	Impulse pro Minute
^{123}J		
^{125}J	=	Radioaktive Isotope des Jods
^{131}J		
^{127}J	=	Natürlich vorkommendes Jod
$L-T_3$	=	Linksdrehendes Trijodthyronin
$L-T_4$	=	Linksdrehendes Thyroxin
LATS	=	Long acting thyroid stimulator
MJT	=	Monojodtyrosin
mCi	=	Milli-Curie
μCi	=	Mikro-Curie
μg	=	Mikrogramm
mg	=	Milligramm
ml	=	Milliliter
μU	=	Mikrounit
ng	=	Nanogramm
nmol	=	Nanomol
NTR	=	Normalized thyroxine ratio
$PB^{127}J$	=	Protein bound iodine (^{127}J)
$PB^{131}J$	=	Protein bound iodine (^{131}J)
PEG	=	Poly-Ethylen-Glycol

rad	= Radiation absorbed dose
RES	= Retikulo-endotheliales System
RIA	= Radioimmunoassay
RJT	= Radiojod-Zweiphasentest
rT_3	= reverse-T_3
SAK	= Schilddrüsenantikörper
SD	= Schilddrüse
TAK	= Thyreoglobulin-Antikörper
TBA	= Thyroxinbindendes Albumin
TBG	= Thyroxinbindendes Globulin
TBPA	= Thyroxinbindendes Präalbumin
TDA	= Thyroid displacing antibodies
Tg	= Thyreoglobulin
TGI	= Thyroid growing immunoglobulins
T_3	= Trijodthyronin
T_4	= Tetrajodthyronin (Kurzform:Thyroxin)
^{99m}Tc	= ^{99m}Tc-Pertechnetat
^{99m}Tc-U	= ^{99m}Tc-Pertechnetat-Uptake
TRH	= Thyreotropin Releasing Hormon
TSH	= Thyreoidea stimulierendes Hormon
TSI	= Thyreoidea stimulierende Immunoglobuline
TBIAb	= TSH-Binding-Inhibitory Antibodies

10

1. Einleitung

Dem praktisch tätigen Arzt stellt sich fast täglich die Frage, ob vielleicht eine Schilddrüsenerkrankung Ursache der von einem seiner Patienten geklagten Beschwerden sein kann, denn allein in Deutschland haben im Mittel 15 Prozent der Bevölkerung eine unterschiedlich ausgeprägte Struma (Abbildung 1). Zwischen dem von Norden nach Süden zunehmenden Mangel an dem

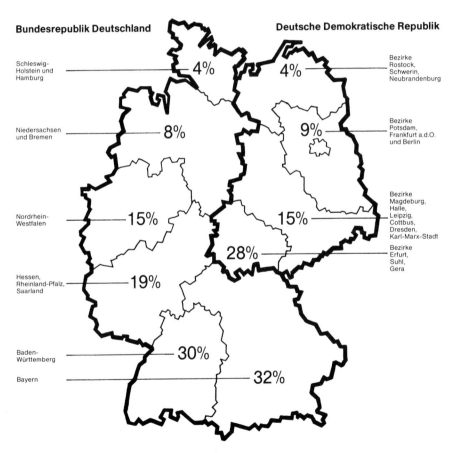

Abbildung 1:
Kropfhäufigkeit in Deutschland.

Schilddrüsenhormonbaustein Jod in der Nahrung und der Kropfhäufigkeit besteht ein direkter Zusammenhang, so daß etwa 70 Prozent der Patienten lediglich eine Struma im Sinne einer Anpassungshyperplasie an den alimentären Jodmangel haben, ohne daß eine Funktionsstörung der Schilddrüse vorliegt.

In der täglichen Praxis sind gegen diese häufige blande Struma alle anderen Schilddrüsenerkrankungen abzugrenzen. Die Sektion Schilddrüse der Deutschen Gesellschaft für Endokrinologie unterscheidet in ihrer Einteilung der Schilddrüsenerkrankungen 26 Schilddrüsenerkrankungen mit 51 Unterformen. Hyperthyreosen kommen bei etwa 2 Prozent, Hypothyreosen bei etwa 1 Prozent der Bevölkerung vor. Entzündungen der Schilddrüse und maligne Entartungen der Schilddrüse sind selten.

Die seit Jahren steigende Zahl von Untersuchungsanforderungen zur Sicherung oder zum Ausschluß einer Schilddrüsenerkrankung verlangt zunehmend eine Rationalisierung des diagnostischen Vorgehens, d. h. einen gezielten Einsatz der etwa 50 verschiedenen in vitro- und in vivo-Verfahren, die mit mehr oder minder großer Treffsicherheit Aussagen über die Qualität, Quantität und Topik einer Schilddrüsenstörung zulassen.

Der Ausschluß oder Beweis einer Schilddrüsenerkrankung muß stets durch Anamnese, klinischen Befund und technische Untersuchungsverfahren, die zusammen die drei entscheidenden Säulen für eine gute Schilddrüsendiagnostik darstellen, gestützt sein. Kein Verfahren kann das andere ersetzen. Laboratoriumsuntersuchungen sind nur im kritischen Vergleich mit einer speziellen Schilddrüsenanamnese und dem körperlichen Befund zu interpretieren. Sowie der „klinische Blick" auch des Erfahrenen nicht selten versagt, muß vor einer Diagnostik allein aufgrund von Laboratoriumswerten dringend gewarnt werden.

Die in diesem Buch besprochenen Untersuchungsverfahren sind die wichtigsten der heute zur Verfügung stehenden zahlreichen Methoden. Die Kenntnis der Indikationen und der Grenzen dieser Methoden ist unerläßlich, um einen sinnvollen Einsatz zu gewährleisten.

Nach einer Besprechung der pathophysiologischen Grundlagen werden die wichtigsten klinischen Untersuchungsbefunde erörtert, die Möglichkeiten der modernen Schilddrüsendiagnostik diskutiert und Empfehlungen für das diagnostische Vorgehen bei der Abklärung bzw. Verlaufskontrolle von Schilddrüsenerkrankungen gegeben.

2. Pathophysiologische Vorbemerkungen

Der gezielte Einsatz und die kritische Interpretation der verschiedenen Methoden, die heute für die Untersuchung Schilddrüsenkranker zur Verfügung stehen, ist nur bei genauer Kenntnis der Anatomie der Schilddrüse sowie der Grundlagen des Schilddrüsenstoffwechsels und des Stoffwechsels der Schilddrüsenhormone möglich.

2.1. Anatomie der Schilddrüse

Grundsätzlich müssen bei Schilddrüsenerkrankungen zwei Komplexe weitgehend getrennt voneinander untersucht werden, nämlich der Lokalbefund der Schilddrüse und die Schilddrüsenfunktion.

Mit einem Organgewicht zwischen 18 und 40 g ist die Schilddrüse die größte endokrine Drüse beim Erwachsenen. Sie liegt vorn am Hals vor und beiderseits neben der Trachea, dicht unter dem Kehlkopf. Sie besteht aus zwei taubeneigroßen Lappen mit einer Länge von je 5 bis 8 cm, die durch einen Mittellappen, den sogenannten Isthmus, miteinander verbunden sind (Abbildung 2).

Das Organ hat eine feste Konsistenz und ist aus zahlreichen Läppchen aufgebaut, die sich aus Follikeln zusammensetzen. Die rundlichen Follikel enthalten im Kolloid das Thyreoglobulin.

Abhängig von Lebensalter und Funktionszustand ist das mikroskopische Bild der Schilddrüse sehr unterschiedlich und wird unter krankhaften Bedingungen durch Proliferationsvorgänge und regressive Veränderungen geprägt.

2.2. Funktion der Schilddrüse

Aufgabe der Schilddrüse ist es, den Organismus mit den stoffwechselwirksamen Schilddrüsenhormonen 3,5,3'-Trijodthyronin (T_3) und Thyroxin (3,5,3',5'-Tetrajodthyronin = T_4) zu versorgen. Gewichtsmäßig größter Bestandteil beider Hormone ist das Element Jod, dessen täglicher Bedarf bei etwa 150 µg liegt.

Der in Abbildung 3 dargestellte Stoffwechsel des Jods konnte in den letzten 40 Jahren durch radioaktive Jodisotope weitgehend aufgeklärt werden. Das mit der Nahrung bzw. dem Wasser aufgenommene Jod wird als Jodid sehr rasch aus dem Magen-Darm-Kanal in das Blut aufgenommen, mit dem es in die Zellen der Schilddrüse gelangt. In der Schilddrüse werden dann die beiden jodhaltigen Schilddrüsenhormone T_3 und T_4 gebildet und je nach Bedarf der Körperzellen aus dem Thyreoglobulin, der Speicherform der Schilddrüsenhormone, an die Blut-

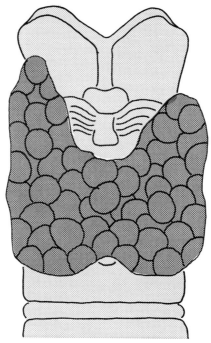

Abbildung 2:
Anatomische Lage der Schilddrüse.

bahn abgegeben. Das beim Hormonabbau in den Körperzellen freiwerdende Jodid geht wiederum in den Jodkreislauf ein, zum Teil wird es über die Nieren ebenso wie ein Teil des mit der Nahrung aufgenommenen überschüssigen Jods ausgeschieden.

2.3. Hormonsynthese und -sekretion

Der Vorgang der Synthese der beiden Schilddrüsenhormone T_3 und T_4 ist in Abbildung 4 dargestellt. Die Thyreozyten der Schilddrüse extrahieren aus dem arteriellen Blut bei jedem Durchgang ca. ein Fünftel der im Plasma vorhandenen Jodidmenge. Das aufgenommene Jodid wird sofort zu elementarem Jod (J_2) oxidiert. Dieser Vorgang wird als Jodination bezeichnet.

In der nächsten Stufe, der sogenannten Jodisationsphase, wird das elementare Jod in die 3'- und die 5'-Stellung der im Thyreoglobulin der Schilddrüse

14

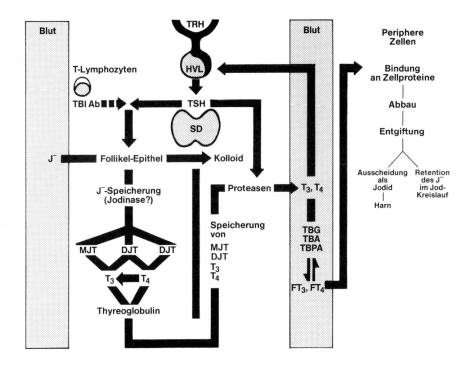

Abbildung 3:
Schema des Jodstoffwechsels.

präformierten Aminosäure Tyrosin eingebaut. Auf diese Weise entstehen die Hormonvorläufer 3'-Monojodtyrosin (MJT) und 3,5-Dijodtyrosin (DJT).

Durch Kopplung von zwei DJT-Molekülen entsteht das Schilddrüsenhormon 3,5,3',5'-Tetrajodthyronin mit der Kurzbezeichnung L-Thyroxin (T_4). Das zweite Schilddrüsenhormon, das 3,5,3'-Trijodthyronin (T_3) entsteht entweder durch eine Kopplung von einem MJT- und einem DJT-Molekül, wahrscheinlich jedoch überwiegend durch intrathyreoidale enzymatische Monodejodierung von T_4 zu T_3.

T_3 und T_4, die nur in ihrer sterisch linksdrehenden L-Form wirksam sind, werden im Kolloid der Schilddrüse gespeichert. Die Schilddrüse vermag als einziges Organ der inneren Sekretion beträchtliche Mengen Hormon zu lagern. Normalerweise reicht der Vorrat für etwa zwei Monate, wohl als Anpassung an die unregelmäßige Zufuhr des Hormonbausteins Jod mit der Nahrung.

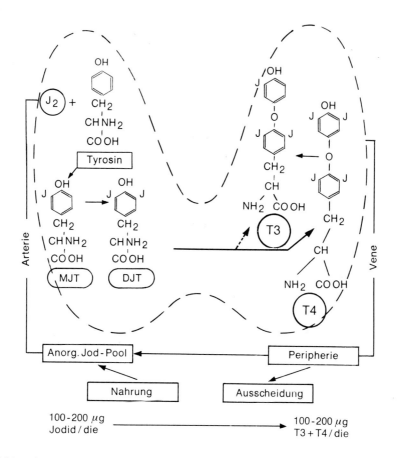

100-200 µg
Jodid / die

100-200 µg
T3 + T4 / die

Abbildung 4:
Schema der intrathyreoidalen Hormonjodsynthese: J⁻ wird zu J_2 oxidiert und an Tyrosin angelagert. Es entstehen 3'-Monojodtyrosin (MJT) und 3,5-Dijodtyrosin (DJT). Aus beiden Hormonvorläufern entstehen 3,5,3'-Trijodthyronin (T_3) und Thyroxin (3,5,3'-, 5'-Tetrajodthyronin = T_4).

Die Abgabe der Schilddrüsenhormone an das Blut erfolgt durch enzymatische Abspaltung vom Thyreoglobulin. Die Schilddrüse sezerniert im Mittel täglich etwa 100 µg T_4 und 10 µg T_3 sowie 1 µg reverse-T_3 (r-T_3 = 3,3', 5'-T_3), das biologisch inaktiv ist (Abbildung 5).

In der Körperperipherie, vor allem in der Leber, erfolgt eine Monodejodierung des T_4 entweder zu biologisch aktivem T_3 oder zu biologisch inaktivem r-T_3. Dadurch

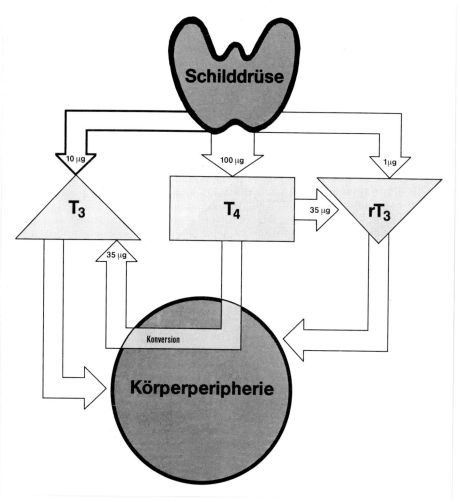

Abbildung 5:
Sekretion und periphere Konversion der Schilddrüsenhormone.

ist der Organismus in der Lage, durch eine bedarfsgerechte Dejodierung von T_4 zu biologisch aktivem T_3 das benötigte Hormon bereitzustellen oder – bei geringerem Bedarf an T_3 – die Monodejodierung zum inaktiven r-T_3 zu lenken (Abbildung 5). T_4 kann als eine Art Prohormon und wegen der bestehenden Mengenverhältnisse und der etwa zehnmal längeren Halbwertszeit als Depotform des T_3 angesehen werden.

Während man früher annahm, daß eine veränderte Sekretion der Schilddrüsenhormone für eine hyperthyreote oder hypothyreote Stoffwechsellage allein verantwortlich zu machen sei, weiß man heute, daß die Stoffwechsellage zu einem gewissen Grad auch unabhängig von der Sekretion der Schilddrüse durch rein periphere Vorgänge verändert werden kann. Bei zahlreichen extrathyreoidalen Erkrankungen ist der $r-T_3$-Spiegel im Serum spiegelbildlich zum erniedrigten T_3-Spiegel erhöht.

Weitere von der Schilddrüse sezernierte Thyronine wie das 3,3'-Dijodthyronin und 3',5'-Dijodthyronin sind klinisch nicht relevant.

2.4. Schilddrüsenhormone im Blut

Mehr als 99 Prozent des im Blut zirkulierenden Schilddrüsenhormons (T_3 und T_4) sind an Plasmaproteine, an das sogenannte Thyroxin bindende Globulin (TBG), das Thyroxin bindende Albumin (TBA) und das Thyroxin bindende Präalbumin (TBPA) unterschiedlich stark gebunden. Das TBG, das in der Elektrophorese zwischen den alpha-1- und alpha-2-Globulinen wandert, bindet etwa 60 Prozent des Thyroxins, während 30 Prozent an TBPA und 10 Prozent an TBA gebunden sind. Nur etwa 0,03 Prozent des Thyroxin, entsprechend 0,8 bis 2,0 ng/dl, liegen als freies T_4 (FT_4) vor.

Die Bindung des T_3 an Transportproteine ist wegen siebenfach schwächerer Affinitäten geringer. T_3 ist bevorzugt an Albumin gebunden. Die Konzentration an freiem T_3 (FT_3) beträgt 0,2 bis 0,4 ng/dl Serum.

Wahrscheinlich wegen der schwächeren Bindung ist der biologische Abbau bei T_3 wesentlich rascher. Während die biologische Halbwertszeit für T_4 etwa 190 Stunden beträgt, beträgt diese für T_3 nur etwa 19 Stunden. Nur die freien Schilddrüsenhormonfraktionen verlassen die Blutbahn und sind damit bioverfügbar (Abbildung 6).

Die freien Schilddrüsenhormonanteile stehen mit dem an Plasmaproteine gebundenen inaktiven Anteil im Gleichgewicht (Abbildung 7).

Da TBG in der Leber synthetisiert und durch die Leber auch wieder eliminiert wird, ist der TBG-Spiegel im Serum von der Leberfunktion abhängig. Östrogene fördern und Androgene bzw. Gestagene hemmen die TBG-Produktion in der Leber. Ausgeprägte Hyperöstrogenämien wie in der Schwangerschaft, unter der Einnahme von hormonellen Kontrazeptiva oder unter der Therapie mit Östrogenen führen zu einem Anstieg der TBG-Konzentration und damit auch zu einem Anstieg der Konzentration der gebundenen Schilddrüsenhormone im Blut, ohne daß sich hieraus eine Hyperthyreose entwickelt, da der freie Hormonanteil sich nicht ändert.

18

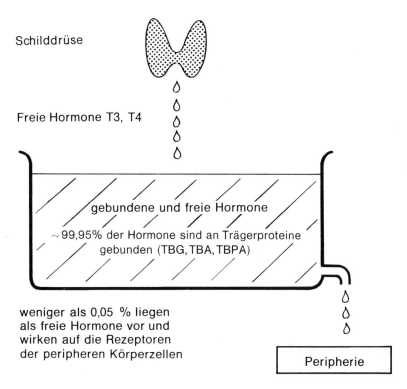

Schilddrüse

Freie Hormone T3, T4

gebundene und freie Hormone

~ 99,95% der Hormone sind an Trägerproteine
gebunden (TBG, TBA, TBPA)

weniger als 0,05 % liegen
als freie Hormone vor und
wirken auf die Rezeptoren
der peripheren Körperzellen

Peripherie

Abbildung 6:
Trägerproteine für Schilddrüsenhormone im Blut.

Auch vererbbare Änderungen der TBG-Synthese können den Gesamt-Schilddrüsenhormonspiegel verändern. Außerdem führen verschiedene Medikamente zu einer Verdrängung der Schilddrüsenhormone aus der TBG-Bindung.

Die Bestimmung der Schilddrüsenhormonkonzentrationen im Serum stellt temporäre statische Meßwerte dar und sagt nichts über die Hormonumsatzgeschwindigkeiten bzw. den extrathyreoidalen Hormonpool (Abbildung 6) aus. Die Hormonumsatzraten und biologischen Halbwertszeiten werden entscheidend vom Schicksal der Schilddrüsenhormone in den peripheren Zellen, d.h. von Bindung, Abbau und Ausscheidung bestimmt.

		T4		T3	
		Affinität	Kapazität	Affinität	Kapazität
Zelluläre Zuwanderung	TBG	gering	gering	$^1/_6$ von T4	?
	TBPA	mittel	mittel	$^1/_{10}$ von T4	?
	Albumin	gering	hoch	sehr gering	?
	Konzentration (µg/dl) davon frei (%)	8,0 0,05		0,15 0,15	
	Plasmapool (µg)	~ 250		~ 5,0	
	% des extrathyreoidalen Pools	40		10	

Sekretion

Zelluläre Abwanderung

Ausscheidung (Urin, Stuhl)

Abbildung 7:
Einflüsse auf die Plasmakonzentration von T4 und T3.

2.5. Steuerung der Schilddrüsenfunktion

Die zentrale Steuerung der Schilddrüsenfunktion erfolgt über das Thyreotropin-Releasing-Hormon (TRH), ein Tripeptid, das als Neurosekret die Synthese sowie Sekretion von thyreoideastimulierendem Hormon (TSH) im Hypophysenvorderlappen (HVL) bewirkt (Abbildung 8).

TSH ist ein Proteohormon mit einem Molekulargewicht von ca. 25000. Es greift in alle Stufen der Hormonproduktion in der Schilddrüse ein:

Es fördert die Aufnahme von Jod in die Thyreozyten, den Einbau des Jods in die Aminosäure Tyrosin, die Kopplung der Jodtyrosine zu den Schilddrüsenhormo-

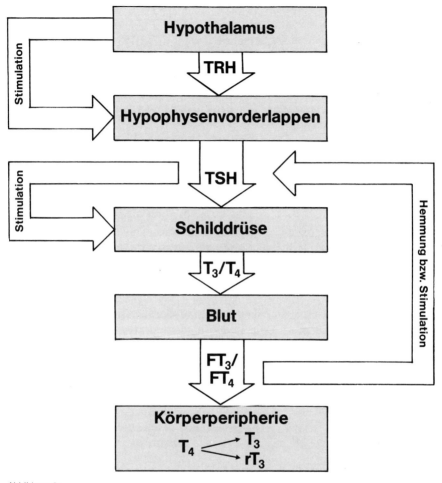

Abbildung 8:
Steuermechanismen für die Syntheseleistung der Schilddrüse.

nen sowie deren Abgabe an das Blut (Abbildung 3 und 4). Ohne TSH hat die Schilddrüse einen Basisstoffwechsel, der etwa 10 bis 20 Prozent des Normalen beträgt.

In Abbildung 8 ist der Regelkreis, in den Hypothalamus, Hypophysenvorderlappen und Schilddrüse mit ihren Hormonen eingeschaltet sind, schematisch dargestellt. Steuerungsgrößen dieses Regelkreises sind die Konzentrationen an FT_3 und FT_4 im Serum. Sinkt der Spiegel an freien Schilddrüsenhormonen im Serum ab, kommt es zu einer vermehrten Abgabe von TSH aus dem Hypophysenvorderlappen. Umgekehrt wird bei erhöhten Konzentrationen der freien Schilddrüsenhormone im Hypophysenvorderlappen die Synthese von TSH und dessen Sekretion gehemmt. Ist es einmal durch Überschreiten der thyreotropen Hemmschwelle zu einer Inhibition der hypophysären TSH-Abgabe gekommen, kann man auch durch relativ große, exogen verabfolgte TRH-Dosen keine meßbare TSH-Freisetzung aus dem Hypophysenvorderlappen erzielen.

Diese Beobachtungen deuten darauf hin, daß eine direkte Wirkung von Schilddrüsenhormonen am Hypothalamus nicht erfolgt. TRH und die freien Schilddrüsenhormone wirken wahrscheinlich kompetitiv auf den Hypophysenvorderlappen ein.

Dieser Regelkreis mit negativer Rückkopplung spricht erst auf eine Erniedrigung der Schilddrüsenhormonkonzentration im Blut von mehr als 30 Prozent mit einer vermehrten TSH-Ausschüttung aus dem Hypophysenvorderlappen an. Die Korrektur des Schilddrüsenhormondefizits geschieht daher erst im Verlauf von Wochen. Offensichtlich benötigt der Organismus wegen der relativ langen biologischen Halbwertszeit des T_4 keinen Mechanismus zur schnellen Erhöhung der im Blut zirkulierenden Schilddrüsenhormone, zumal das aufgrund der kürzeren biologischen Halbwertszeit „stoffwechselaktivere" T_3 in der Körperperipherie aus Thyroxin durch Dejodierung entstehen kann und die an Serum-Transportproteine gebundenen Schilddrüsenhormone ein Hormonreservoir darstellen, das schnell zur Verfügung steht.

Eine schnelle Ergänzung bzw. Erhöhung der FT_3- und FT_4-Serumspiegel erfolgt durch periphere Mechanismen, d.h. die oben erwähnte bedarfsgerechte Konversion von T_4 zu T_3 durch Monodejodierung in den einzelnen Geweben (Abbildung 5 und 8) und einen raschen Ersatz aus dem peripheren Hormondepot der thyroxinbindenden Trägerproteine nach dem Massenwirkungsgesetz.

Der Organismus besitzt offenbar eine Art periphere Schutzblockade gegen ein Überangebot von stoffwechselaktivem Schilddrüsenhormon durch eine Änderung der Konversion von T_4 zu biologisch inaktivem reverse-T_3 (r-T_3), z.B. bei schweren konsumierenden Erkrankungen. Eine ähnliche konversionslenkende Wirkung haben einige Medikamente wie Kortikosteroide und Propranolol.

Nach dem derzeitigen Stand des Wissens lassen sich demnach für eine ausreichende Versorgung der peripheren Körperzellen mit Schilddrüsenhormon Regulationsmechanismen auf vier Ebenen angeben:

– Die zentrale Ebene mit der „tropen" Regulation durch das zentrale Nervensystem bzw. den Hypophysenvorderlappen;

– die thyreoidale Ebene mit der Produktion von zwei Schilddrüsenhormonen mit unterschiedlicher Biokinetik unter einer intrathyreoidalen Autoregulation;

– die extrazelluläre Ebene;

– die zelluläre Ebene.

Die vier Regulationsmechanismen unterscheiden sich wahrscheinlich im Hinblick auf ihre Ansprechempfindlichkeit, ihre Kapazität und ihre Reaktionsgeschwindigkeit. Sie sind aufeinander abgestimmt.

Die Wechselwirkung zwischen Hypophysenvorderlappen und Schilddrüse dürfte wohl der wichtigste Mechanismus für eine längerfristige Homöostase zwischen Produktion und Verbrauch von Schilddrüsenhormonen darstellen. Für die Regulation der Schilddrüsenfunktion bestehen Rückkopplungsmechanismen mit von unten nach oben zunehmender Empfindlichkeit. Auf diese Weise kommt möglicherweise eine abgestufte Steuerung der Hormonproduktion über einen sehr weiten Bereich zustande, wie er von einem einzigen Rückkopplungsmechanismus nicht abgedeckt werden könnte.

2.6. Wirkung der Schilddrüsenhormone

Der biologische Effekt der Schilddrüsenhormone ist unterschiedlich in Stärke und Spezifität. Die größte biologische Aktivität besitzt das Trijodthyronin, das fördernd auf den Verbrauch des Sauerstoffs, die Produktion an Wärme und damit auf den Grundumsatz einwirkt.

Thyroxin besitzt generell nur einen Bruchteil der Aktivität des T_3, der zumindest teilweise noch auf eine am Zielort stattfindende Biotransformation des T_4 zum T_3 zurückzuführen ist. Die wesentliche Bedeutung des rT_3 liegt wahrscheinlich in der Hemmung der T_4- zur T_3-Konversion.

Die Annahme, daß alle biologischen Effekte der Schilddrüsenhormone durch Trijodthyronin vermittelt werden, und daß Thyroxin ausschließlich als „Prohormon" für T_3 anzusehen ist, dürfte nicht ganz richtig sein, da die Konversion von T_4 zu T_3 bei schweren, nicht thyreoidal bedingten Krankheiten, in Streßsituationen, beim Fasten, unter Kortikosteroidtherapie gestört sein kann, ohne daß eine Hypothyreose auftritt.

Infolge der engen funktionellen Verbindungen zwischen der Schilddrüse und anderen Organen führen abnormale Konzentrationen an Schilddrüsenhormonen zu einer Vielfalt von Erscheinungen, die die Funktionsstörungen bei Schilddrüsenerkrankungen charakterisieren. Hierfür sind nicht allein die veränderte

Sekretion an Schilddrüsenhormonen, sondern rein periphere Vorgänge in den Körperzellen verantwortlich zu machen, wodurch die Diagnose einer Schilddrüsenfehlfunktion erschwert werden kann.

2.7. Übersicht über die diagnostischen Verfahren

Aufgrund dieser pathophysiologischen Vorbemerkungen lassen sich die heute zur Verfügung stehenden verschiedenen Verfahren zur Abklärung einer Schilddrüsenerkrankung ableiten. In Abbildung 9 ist auf der linken Seite das Regelsystem dargestellt, in dem die Schilddrüse mit dem Hypothalamus, mit dem Hypophysenvorderlappen sowie mit der Körperperipherie verbunden ist. Auf der rechten Seite sind je nachdem, welchem Teil dieses Regelsystems die Untersuchungen gelten, diese in Gruppen angeordnet.

Die unterste Gruppe der Untersuchungen gibt die Kriterien wieder, die indirekt die Wirkung der Schilddrüsenhormone in der Körperperipherie charakterisieren. An erster Stelle stehen hier Vorgeschichte und klinischer Befund sowie indirekte Parameter wie die Bestimmung des Grundumsatzes, der Achillessehnenreflexzeit und des Cholesterins.

Wichtiger für die Differentialdiagnose von Schilddrüsenerkrankungen sind die in der zweiten Gruppe von unten aufgeführten Schilddrüsen-in-vitro-Parameter, d. h. die Bestimmung der Gesamt- und freien Schilddrüsenhormonspiegel im Blut, ihrer Trägerproteine, der Schilddrüsenantikörper MAK und TAK sowie anderer von der Schilddrüse abgegebener Substanzen.

Die obere Gruppe gibt die Untersuchungen wieder, die uns über den Regelmechanismus zwischen Schilddrüse und Hypophyse Auskunft geben, die Bestimmung des TSH-Spiegels, seine Stimulierbarkeit durch TRH bzw. die Suppression durch Schilddrüsenhormone. In grober Annäherung repräsentieren die Blutwerte von TSH die Reaktion der thyreotropen Zellen der Hypophyse auf die T_4-Sekretionsleistung der Schilddrüse und die periphere Konversion zu T_3 bzw. rT_3.

Im mittleren Teil der Abbildung sind morphologische und funktionstopographische Untersuchungsmethoden aufgeführt, die Auskunft über die Lage, Morphologie und funktionelle Anatomie der Schilddrüse selbst geben. Der wichtige klinische Lokalbefund wird ergänzt durch die Ultraschalluntersuchung der Schilddrüse, die Szintigraphie einschließlich der direkten oder indirekten Untersuchungen des globalen bzw. regionalen Jodstoffwechsels in der Schilddrüse, die Feinnadelpunktion mit Schilddrüsenzytologie sowie röntgenologische Untersuchungen von Trachea und Ösophagus.

24

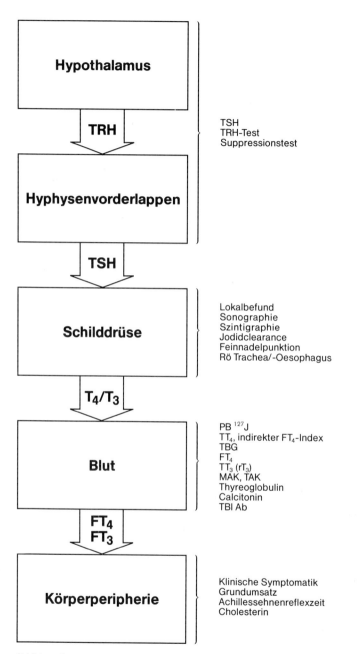

Hypothalamus

TRH

TSH
TRH-Test
Suppressionstest

Hyphysenvorderlappen

TSH

Schilddrüse

Lokalbefund
Sonographie
Szintigraphie
Jodidclearance
Feinnadelpunktion
Rö Trachea/-Oesophagus

T_4/T_3

Blut

$PB\ ^{127}J$
TT_4, indirekter FT_4-Index
TBG
FT_4
$TT_3\ (rT_3)$
MAK, TAK
Thyreoglobulin
Calcitonin
TBI Ab

FT_4
FT_3

Körperperipherie

Klinische Symptomatik
Grundumsatz
Achillessehnenreflexzeit
Cholesterin

Abbildung 9:
Schilddrüsenuntersuchungen entsprechend dem Teil des Regelkreises, den sie charakterisieren.

25

Nachfolgend werden klinische, in-vitro- und in-vivo-Verfahren für die Abklärung von Schilddrüsenerkrankungen im einzelnen besprochen. Abschließend wird der Versuch unternommen, für die Abklärung der wichtigsten Schilddrüsenerkrankungen Untersuchungsstragien zu empfehlen.

3. Anamnese und körperliche Untersuchung

Je nachdem, ob ein Mangel oder Überschuß an Schilddrüsenhormonen vorliegt, ergeben sich die nachfolgend beschriebenen anamnestischen und klinischen Hinweise. Ihre Kenntnis ist Voraussetzung für eine sinnvolle Anwendung und richtige Interpretation der speziellen Schilddrüsenteste.

Denn auch bei technischer Beherrschung des diagnostischen Instrumentariums erhebt sich grundsätzlich vor Beginn einer Untersuchung die Frage, wann überhaupt eine Schilddrüsendiagnostik durchgeführt werden soll.

Geht man von drei Stufen aus, so wird in der ersten Stufe durch Vorgeschichte und klinischen Befund der Verdacht auf eine Schilddrüsenerkrankung aufgeworfen. In der zweiten Stufe sollte dann gezielt nach einer Schilddrüsenerkrankung und deren Auswirkung auf den Organismus gefahndet werden, um in der dritten Stufe durch spezielle Untersuchungsverfahren die Frage nach der Ursache der Schilddrüsenerkrankung zu beantworten. Die Ja/Nein-Entscheidung, ob diese Stufen durchlaufen werden müssen, fällt bei der Erstuntersuchung mit richtiger Interpretation der Anamnese und der klinischen Befunde.

3.1. Anamnese

Anamnestische Angaben können durchaus für Schilddrüsenfunktionsstörungen typisch sein, sie sind aber in keinem Fall spezifisch. Viele Angaben wie Nervosität, Haarausfall, Steigerung des Appetits und feuchte Hände kommen auch bei sicher euthyreoten Patienten vor.

Einige wichtige Symptome seien nachfolgend aufgeführt.

Symptome der Hyperthyreose:

Nervosität
Tachykardie
Körperliche Schwäche
Gewichtsverlust

26

Diarrhö
Wärmeintoleranz
Hyperhidrosis
Metrorrhagien
Tremor
Endokrine Augenzeichen

Symptome der Hypothyreose:

Trockene, rauhe Haut
Müdigkeit
Leistungsminderung
Kälteempfindlichkeit
Gewichtszunahme
Obstipation
Heisere, rauhe Stimme
Ödeme
Haarausfall
Depression

Es empfiehlt sich für die Praxis, die schilddrüsenspezifische Vorgeschichte anhand eines schematisierten Fragebogens (Abbildung 10) zu erfassen, den der Patient zum Teil vor der Untersuchung im Wartezimmer beantwortet.

Für die Diagnose der aktuellen Schilddrüsenfunktion ist es entscheidend zu wissen, welche Schilddrüsenkrankheit und welche Therapie vorausgegangen sind. Nicht nur Zeitpunkt und Dauer, sondern auch die genaue Dosierung des betreffenden Medikamentes und das Ausmaß der vorausgegangenen Behandlung sind zu erfragen. Jodinkorporationen, vor allem durch jodhaltige Röntgenkontrastmittel und Medikamente sind besonders bei Beschwerden und Symptomen, die an eine Hyperthyreose denken lassen, in Erfahrung zu bringen. Sie haben Bedeutung für die Interpretation von Laboratoriumswerten und für die Therapie.

Man muß ferner auf Medikamente achten, die einen Einfluß auf die Schilddrüsenfunktion haben können. Gefragt werden sollte stets, ob eine Schwangerschaft vorliegt. Die Einnahme östrogenhaltiger oraler Kontrazeptiva kann für die Interpretation der Laboratoriumswerte wichtig sein.

Da der Anwesenheit oder Abwesenheit einer Struma sowie ihrer Größe und Beschaffenheit keine funktionsdiagnostische Bedeutung zukommt, sind gezielte Fragen zur ersten Beurteilung der Stoffwechsellage und ihres Schweregrades wichtig.

DEUTSCHE KLINIK FÜR DIAGNOSTIK

Fachbereich Nuklearmedizin

Fragebogen zur Schilddrüsendiagnostik

(Zutreffendes bitte ankreuzen bzw. angeben)

	ja nein
Haben Sie Beschwerden am Hals?	☐ ☐

Welche (z.B. Kloßgefühl, Schmerzen, Luftnot, Schluckbeschwerden, Heiserkeit)? ....
....
....

Haben Sie eine vergrößerte oder knotige Schilddrüse? ☐ ☐
Bekannt seit? ....

Haben Sie Beschwerden an den Augen? ☐ ☐
Welche (z.B. Augentränen, geschwollene Lider, verschwommenes Sehen, Doppelbilder, hervorgetretene Augen, Augenjucken, Sonstiges)? ....
....
....
....

Wurde bei Ihnen schon einmal die Schilddrüse untersucht? ☐ ☐
Wann zum ersten Mal? .... Wo? ....
Wann zuletzt? .... Wo? ....
Diagnose: ....
Behandlung:
Durch Operation: ja nein ☐ ☐ Wann? ....
Mit Radiojod: ja nein ☐ ☐ Wann? ....
Mit Medikamenten: ja nein ☐ ☐ Wann? ....
Präparat:
.... Dosis: .... von: .... bis: ....
.... Dosis: .... von: .... bis: ....
.... Dosis: .... von: .... bis: ....

Wird im Haushalt Jodsalz verwendet? ja nein ☐ ☐

Bitte geben Sie **alle** anderen Medikamente an, die Sie zur Zeit einnehmen (einschließlich Dosis): ....
....

Wenn Sie an folgenden Beschwerden leiden, geben Sie bitte an, seit wann das der Fall ist (in Wochen, Monaten, Jahren, schon immer):
Bitte beide Spalten beantworten!

	ja nein	Zeitraum		ja nein	Zeitraum
Haben Sie an Körpergewicht abgenommen? Um wieviel kg:	☐ ☐	_____	Haben Sie an Körpergewicht zugenommen? Um wieviel kg:	☐ ☐	_____
Ist Ihr Appetit größer geworden?	☐ ☐	_____	Leiden Sie an Appetitlosigkeit?	☐ ☐	_____
Sind Sie innerlich unruhiger geworden?	☐ ☐	_____	Waren Sie schon immer nervös?	☐ ☐	_____
Sind Ihre Hände in letzter Zeit wärmer?	☐ ☐	_____	Haben Sie oft kalte Hände und Füße?	☐ ☐	_____
Zittern Sie?	☐ ☐	_____	Sind Sie müder, langsamer geworden?	☐ ☐	_____
Sind Sie empfindlich gegen Wärme?	☐ ☐	_____	Frieren Sie leicht?	☐ ☐	_____
Schwitzen Sie vermehrt?	☐ ☐	_____	Haben Sie eine trockene Haut?	☐ ☐	_____
Haben Sie **dauernd** erhöhten oder unregelmäßigen Pulsschlag?	☐ ☐	_____	Wechselt Ihr Pulsschlag häufig?	☐ ☐	_____
Haben Sie vermehrt Stuhlgang?	☐ ☐	_____	Leiden Sie an Verstopfung?	☐ ☐	_____
Lassen Sie vermehrt Urin?	☐ ☐	_____	Haben Sie Schwellungen?	☐ ☐	_____

Geben Sie bitte **weitere** Beschwerden und Krankheiten an, an denen Sie leiden! ....
....
....
....
....

Für Frauen:

Nehmen Sie die „Pille" oder andere weibliche Hormone (Östrogene)? Präparat? .... ja nein ☐ ☐
Datum der letzten regelrechten Regelblutung ....

Abbildung 10:
Muster eines Fragebogens für die Schilddrüsenuntersuchung.

Bei der speziellen Anamnese eines Patienten mit Struma müssen die lokalen Beschwerden genauer erfragt werden. Hierzu gehört auch die Kenntnis, wann erstmals und wie rasch sich die Schilddrüse oder die Struma verändert haben und ob Begleiterkrankungen, z.b. ein Infekt der oberen Luftwege, Angina, Tonsillitis vorgelegen haben. Auch hier ist der Zusammenhang mit therapeutischen Maßnahmen zu erfragen. Infekte, die einer Schilddrüsenerkrankung vorangehen, sollten aufmerksam registriert werden.

Für die Beurteilung einer endokrinen Orbitopathie empfehlen sich Fragen nach Augentränen, Lichtempfindlichkeit, morgendlichen Lidödemen, Motilitätsstörungen und äußeren Augenveränderungen.

Die Verdachtsdiagnose auf eine Schilddrüsenerkrankung sollte jedoch nicht nur bei den allgemein bekannten Symptomen gestellt werden, sondern auch bei z.B. sonst nicht zu erklärenden Ödemen, die vor allem, wenn sie gerötet und druckempfindlich sind, an eine Hyperthyreose denken lassen, ebenso wie der Symptomenkomplex Gewichtsabnahme, Apathie, Adynamie, Herzinsuffizienz und Depression im Alter. Auch monosymptomatische Hyperthyreosen mit weitgehend isolierter kardialer (tachykarde Rhythmusstörungen) und gastrointestinaler Symptomatik (abdominelle Beschwerden, Diarrhöe, Gewichtsabnahme) sind häufiger als angenommen wird.

3.2. Klinischer Befund

Die körperliche Untersuchung sollte sich nicht auf die Halsregion und den Augenbefund beschränken, sondern vor allem bei der Erstuntersuchung eines Patienten eine weitergehende orientierende Untersuchung umfassen, die wiederum möglichst in einen schematisierten Untersuchungsbogen (Abbildung 11) eingetragen werden sollte.

3.2.1. Allgemeinbefund

Bezüglich der Schilddrüsenfunktion sind Körpergröße und Körpergewicht festzuhalten, das allgemeine Verhalten des Patienten, Hautbeschaffenheit und -durchblutung, Körpertemperatur, Fingertremor, Reflexverhalten, Blutdruck, Pulsfrequenz.

Klinische Untersuchungsbefunde haben eine wesentlich größere Treffsicherheit als anamnestische Angaben. Eine vergrößerte Blutdruckamplitude über 60 mm Hg, eine Ruhetachykardie von über 100/min, warme Hände, endokrine Augenzeichen und ein feinschlägiger Tremor finden sich bei hyperthyreoten Patienten. Dagegen schließt ein diastolischer Blutdruck über 100 mm Hg oder der Nachweis einer respiratorischen Arrhythmie eine Hyperthyreose weitgehend aus.

Pat. Name :
Vorname :
Adresse :

Geb. Datum :
Pat.-Nr. :   /Unt :

**DEUTSCHE KLINIK
FÜR
DIAGNOSTIK**

Fachbereich Nuklearmedizin

Untersuchung — Schilddrüse

Allgemeinbefund	Alter	Größe	Gewicht	Puls	RR	mm	Halsumfang
	____ J.	____ cm	____ kg	____ pro min	____ / ____ Hg		____ cm

Tachykardie, ES, absolute Arrhythmie	respiratorische Arrhythmie	(Niedervoltage), T- und P-Abflachung
Extremitäten warm-samtig, Muskelatrophie	kalte (nasse) Hände	Haut trocken, rauh, pastös, fest, gelblich
dissimulierend	aggravierend	lethargisch; rauhe, verwaschene Sprache
sympathikotone Zeichen	sympathikotone **und** Vaguszeichen	verdickte Augenlider, (Myx-)Ödem
motorische Unruhe, Tremor Zunge u. Finger		verlangsamte Reflexe, Bewegungsarmut

Weitere Befunde

_____

_____

_____

_____

Augenbefund (Schweregrad I–VI)

  I = Oberlidretraktion, Konvergenzschwäche
 II = Lidschwellungen, Chemosis, Tränenträufeln
III = Protrusio bulbi bzw. bulborum
       (Exophthalmometerwerte nach Hertel:
       Basis: _____ links: _____ rechts: _____)

 IV = Augenmuskelparesen (Doppeltsehen)
  V = Lagophthalmus, Ulzerationen
 VI = Sehausfälle, Sehverlust

Conjunctivitis sicca

Schilddrüsenbefund

supra-, sub-, retrosternal, dystop gelegen
diffus, einknotig, mehrknotig
weich, derb, prall, hart, druckschmerzhaft
Schluckverschieblichkeit: gut, mäßig, schlecht
Stridor, Schwirren
Halsvenenstauung
Lymphknoten

_____

_____

Vorläufige Diagnose:

_____

_____

Derzeitige Medikation:

_____

_____

Therapieempfehlung:

_____

Kontrolle in: _____ **Wochen / Monaten / Jahren**

Abbildung 11:
Muster eines Schilddrüsenuntersuchungsbogens.

Jeder dieser Befunde ist jedoch unspezifisch und kann auch bei anderen Erkrankungen beobachtet werden. Wenn aber mehrere Symptome gleichzeitig vorliegen, dann liegt der Verdacht auf eine Hyperthyreose nahe, und es sollte eine weitere Abklärung erfolgen.

Das Verhältnis der Häufigkeiten positiver klinischer Befunde verschiebt sich bei hyperthyreoten und euthyreoten Patienten mit zunehmendem Alter. Eine vergrößerte Blutdruckamplitude, Tachykardie, ein systolisches Herzgeräusch oder ein Tremor nehmen auch bei euthyreoten Patienten im Alter deutlich zu, so daß die klinische Trennschärfe zu den hyperthyreoten Patienten abnimmt. Bei alten Patienten sollte man daher die Verdachtsdiagnose „Hyperthyreose" häufiger stellen und die Indikation für weiterführende Untersuchungen weiter fassen.

3.2.2. Schilddrüsenbefund

Durch Inspektion und Palpation der Halsregion werden Form, Größe und Konsistenz der Schilddrüse untersucht. Die Struma mit oder ohne örtliche Komplikationen im Halsgebiet wird eingeteilt in eine diffuse und in eine ein- oder mehrknotige Struma.

Bedeutsam sind Zeichen einer mechanischen Komplikation wie mangelhafte Schluckverschieblichkeit, Stauungszeichen, Verdrängung und Kompression von Kehlkopf bzw. Trachea. Schmerzen und Schmerzausstrahlungen sowie Lymphknotenschwellungen im Halsbereich sollten dokumentiert werden. Ebenso sollten Stadien der Tumorausdehnung durch das TNM-System beschrieben werden.

3.2.3. Hals-Nasen-Ohrenärztliche Untersuchung

Gerade bei Beschwerden im Halsbereich wie Heiserheit, Halsdruck, Horner-Syndron, regionären Lymphknotenschwellungen etc. sollte eine eingehende Hals-Nasen-Ohrenärztliche Untersuchung einschließlich Spiegelung des Kehlkopfes veranlaßt werden.

3.2.4. Augenärztliche Untersuchung

Ergibt sich aufgrund anamnestischer oder klinischer Zeichen der Verdacht auf eine endokrine Orbitopathie, kann zunächst durch den endokrinologisch-nuklearmedizinisch tätigen Arzt eine orientierende „ophthalmologische Untersuchung" erfolgen, in der folgende Befunde erhoben werden:

- Prüfung der Lidmotilität, Messung der Protrusio bulborum mit dem Exophthalmometer nach Hertel;
- Prüfung der Bulbusmotilität mit Ausschluß von Muskelparesen.

Bei Basedow-Hyperthyreose und entsprechenden Augensymptomen ist in der Regel an der Diagnose einer endokrinen Orbitopathie nicht zu zweifeln. Bei allen Zweifelsfällen und bei allen schwereren Verlaufsformen sollten zusätzliche Untersuchungen durch einen Ophthalmologen angeschlossen werden:

- Subjektive und objektive Refraktions- sowie Visusprüfungen durch Perimetrie;
- eingehende Binokularuntersuchung zur Feststellung manifester und auch latenter Motilitätsstörungen;
- Blickrichtungstonometrie, bei der ein signifikanter Druckanstieg über 6 mm Hg im aktiven Stadium gefunden wird;
- Beurteilung der vorderen Augenabschnitte am Spaltlampenmikroskop einschließlich Vitalfärbung der Bindehaut zum Nachweis einer Sicca-Symptomatik;
- Spiegelung des Augenhintergrundes.

Dieses Untersuchungsprogramm ist bei der oft schwierigen Sicherung der Diagnose einer endokrinen Orbitopathie erforderlich und für die Beurteilung des Krankheitsverlaufes bzw. des Therapieerfolges wichtig. Je nach Schweregrad werden die Befunde ebenfalls in einen Untersuchungsbogen eingetragen (Abbildung 11).

Am Ende der Patientenbefragung und als Abschluß der körperlichen Untersuchung sollte vom Untersuchenden eine vorläufige Verdachtsdiagnose gestellt werden, schon allein für eine sinnvolle Auswahl des diagnostischen und therapeutischen Programms. Denn ist aufgrund von Anamnese und objektiver klinischer Befunde der Verdacht auf eine Schilddrüsenerkrankung anzunehmen, muß geklärt werden, ob funktionelle und/oder morphologische Veränderungen vorliegen, und ob diese Veränderungen Auswirkungen auf den Gesamtorganismus haben.

4. Unspezifische Untersuchungsverfahren

Leider steht bis jetzt noch kein Parameter zur Verfügung, der eine direkte Messung der Wirkung der Schilddrüsenhormone auf den peripheren Körperstoffwechsel gestattet. Die zur Verfügung stehenden Parameter sind unspezifisch und werden von zahlreichen extrathyreoidalen Faktoren beeinflußt, so daß der praktische Wert dieser Verfahren im Einzelfall stark eingeschränkt ist.

4.1. Grundumsatz

Der Grundumsatz ist ein Maß für den Energiestoffwechsel des Körpers. Es wird der Sauerstoffverbrauch im Ruhezustand bestimmt.

Ist der Stoffwechsel in den Körperzellen erniedrigt oder erhöht, weil ein Mangel bzw. ein Überschuß an Schilddrüsenhormonen vorliegt, ändert sich die Menge des eingeatmeten O_2 und der ausgeatmeten CO_2. Die Bestimmung des Grundumsatzes bringt jedoch zu viele unspezifische Befunde, so daß es sicher nicht richtig ist, sie bei dem hohen Aufwand – eine exakte Bestimmung ist eigentlich nur unter stationären Bedingungen möglich – noch in der Primärdiagnostik einzusetzen.

In seltenen Fällen kann die Grundumsatzbestimmung zur Beurteilung der Schilddrüsenhormonwirkung an den Körperzellen von Bedeutung sein, da es bis heute (außer dem TRH-Test) kein Verfahren gibt, das eine Korrelation zwischen gemessenen Konzentrationen an Schilddrüsenhormonen im Serum und einem sicher definierten peripheren Zellmetabolismus anzeigt.

4.2. Serumcholesterin

Ein Mangel an Schilddrüsenhormon führt zu einer stärkeren Hemmung von Abbau und Ausscheidung des Cholesterins. Bei einer Hypothyreose ist der Cholesterinspiegel in Abhängigkeit vom Lebensalter im allgemeinen auf Werte über 300 mg/dl Serum erhöht. Bei einer Hyperthyreose hat ein erniedrigter Cholesterinspiegel im Einzelfall hinsichtlich der Schilddrüsenfunktion keine diagnostische Bedeutung, abgesehen von der Aussage, daß bei Hyperthyreosen Cholesterinwerte über 300 mg/dl Serum außerordentlich selten sind.

Da der Cholesterinwert in erster Linie etwas über den Fettstoffwechsel aussagt, sind Abweichungen des Cholesterinspiegels im Serum von der Norm häufig nicht durch Schilddrüsenerkrankungen bedingt. Die Beurteilung des Cholesterinwertes hängt wesentlich von dem meist nicht bekannten Ausgangswert vor Beginn der Erkrankung ab.

Das Verfahren eignet sich, ähnlich wie die Bestimmung des Grundumsatzes, für die Therapieüberwachung, vor allem bei der Behandlung der Hypothyreose, da es unter der Gabe von Schilddrüsenhormon zu einer Normalisierung des vorher erhöhten Cholesterinspiegels kommen sollte.

4.3. Achillessehnenreflexzeit

Das gleiche gilt für die Bestimmung der Achillessehnenreflexzeit. Sie ist bei einem Mangel an Schilddrüsenhormon verlängert, bei einem Überschuß verkürzt. Offenbar reagiert die Muskulatur schon frühzeitig und empfindlich auf Änderungen des Schilddrüsenhormonspiegels.

Die Messung der Achillessehnenreflexzeit wird mit Hilfe eines EKG-Schreibers mit angeschlossener Fotozelle durchgeführt. Das Verfahren ist schematisch in Abbildung 12 dargestellt.

Der Patient kniet mit einem Bein auf einem gepolsterten Hocker. Eine Fotozelle wird in Höhe des vorderen Fußdrittels in Position gebracht. Durch Reflexhammerschlag wird der Achillessehnenreflex ausgelöst. Dabei kommt es zu einer Unterbrechung des Lichtstrahls durch den Vorderfuß. Die Dauer der Unterbrechung des Lichtstrahls läßt sich in Millisekunden mit Hilfe des EKG-Schreibers, dessen Papiervorschub bekannt ist, bestimmen.

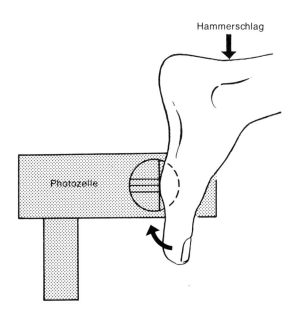

Abbildung 12:
Methode der Achillessehnenreflexzeitbestimmung.

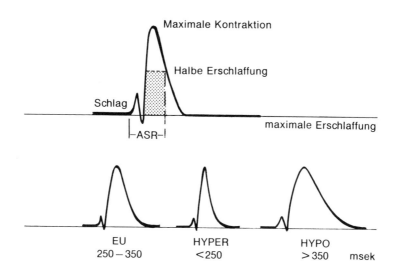

Abbildung 13:
Typische Achillessehnenreflexzeitkurven.

Abbildung 13 zeigt typische Ergebnisse der Achillessehnenreflexzeitbestimmung. Die Achillessehnenreflexzeit wird vom Hammerschlag bis zu halben Relaxation bestimmt. Sie liegt normalerweise zwischen 250 und 350 msec. Bei Hyperthyreosen ist sie verkürzt (weniger als 250 msec), bei Hypothyreosen verlängert (über 350 msec).

Allerdings sind ähnlich wie bei der Grundumsatzbestimmung und der Bestimmung des Cholesterinspiegels vielfältige Störfaktoren bekannt, die die Beurteilung eines gemessenen Ergebnisses einschränken. Daher bewährt sich die Bestimmung der Achillessehnenreflexzeit eigentlich nur für individuelle Verlaufsuntersuchungen eines veränderten Wertes unter der Behandlung, vor allem für die optimale Einstellung der Substitutionsbehandlung mit Schilddrüsenhormon bei einem Patienten mit hypothyreoter Stoffwechsellage, da in seltenen Fällen eine Einstellung allein anhand der Serumkonzentrationen der Schilddrüsenhormonspiegel nicht gelingt.

Zunehmend wird für diese Fragestellung jedoch der TRH-Test eingesetzt.

5. In vitro-Schilddrüsendiagnostik

Das Fehlen eines spezifischen Parameters, der die Effekte der Schilddrüsenhormone anzeigt, hat dazu geführt, daß man die Konzentrationen der Schilddrüsenhormone im Blut bestimmt und aus der Konzentration Rückschlüsse auf die Schilddrüsenfunktionslage und deren Gesamtauswirkung auf den Organismus zieht.

Allerdings ist der Schluß, daß hohe Konzentrationen an Schilddrüsenhormonen gleichbedeutend mit einer hyperthyreoten Stoffwechsellage und umgekehrt, niedrige Konzentrationen gleichbedeutend mit einer hypothyreoten Stoffwechsellage sind, nicht immer richtig, so daß neben der quantitativen Bestimmung der Schilddrüsenhormonspiegel im Serum auch eine qualitative Untersuchung des Schilddrüsenstoffwechsels erforderlich ist.

Die Laboratoriumsdiagnostik von Schilddrüsenerkrankungen stützt sich daher im wesentlichen auf

- die Abschätzung der biologisch relevanten Konzentrationen der freien und gebundenen Schilddrüsenhormonanteile sowie
- die Bestimmung des endogenen TSH-Spiegels und dessen Stimulierbarkeit im TRH-Test.

Die Auswahl für den Einsatz der verschiedenen in vitro-Parameter hängt von folgenden Fragen ab:

- liegt nach Vorgeschichte und klinischem Befund eher keine Schilddrüsenerkrankung vor, geht es um die **Sicherung des Ausschlusses** einer Schilddrüsenerkrankung;
- ist aufgrund von Anamnese und klinischem Befund der Verdacht auf eine Schilddrüsenerkrankung hoch, geht es um die **Sicherung der Diagnose;**
- liegt klinisch eine unklare Situation vor und muß erwartet werden, daß die in vitro-Parameter durch Begleiterkrankungen oder Medikamente beeinflußt werden, geht es um den **Ausschluß bzw. die Sicherung einer Diagnose** durch die Bestimmung mehrerer Parameter gleichzeitig.

Nachfolgend werden die heute zur Verfügung stehenden Laboratoriumsverfahren für die Schilddrüsendiagnostik beschrieben. Die jeweils angegebenen Normbereiche gelten für die vom Verfasser angewandten Methoden. Jede Untersuchungsstelle muß Normalwerte für die von ihr angewandten Methoden und für ihr Einzugsgebiet an einer ausreichend großen Zahl von schilddrüsengesunden Probanden ermitteln sowie laufende Qualitäts- und Richtigkeitskontrollen anhand von Referenzseren durchführen.

5.1. Proteingebundenes Jod im Serum (PB^{127}J)

Da das gesamte endogen-organisch gebundene Jod im Blut durch das Jod der beiden Schilddrüsenhormone T_3 und T_4 repräsentiert wird, kann durch die chemische Bestimmung des proteingebundenen Hormon Jod (PBI = Protein Bound Iodine) indirekt die Konzentration von Schilddrüsenhormonen im Blut bestimmt werden.

5.1.1. Prinzip der Methode

Zur Bestimmung des PB^{127}J werden die an die Serumträgerproteine gebundenen Schilddrüsenhormone T_3 und T_4 und eventuell im Serum vorhandene jodierte Tyrosine (MJT und DJT) durch Präzipitation ausgefällt. Das in den organischen Jodverbindungen enthaltene Jod wird anschließend mit Schwefelsäure, Perchlorsäure und Salpetersäure bei ca. 300 °C aufgeschlossen und mit arseniger Säure und Cer-(IV)-Sulfatlösung gemischt sowie bei 55 °C durch ein Heizbad geleitet. Die Menge des dabei freiwerdenden Jodids wird dadurch gemessen, daß man die katalytische Wirkung des Jodids auf die Reduktion und damit Entfärbung von Ce^{4+} zu Ce^{3+} durch Arsenit verfolgt. Die Abnahme der Farbintensität der Lösung wird mit Hilfe eines Fotometers, an dem ein Schreiber angeschlossen ist, gemessen. Durch Vergleich mit Jodstandardlösungen läßt sich die Jodkonzentration der Meßprobe errechnen. Die Bestimmung kann durch ein entsprechendes Analysengerät automatisiert und damit standardisiert werden.

Der PB^{127}J-Gehalt hat unabhängig von örtlichen Gegebenheiten auch in Jodmangelgebieten folgenden

Normbereich: 3,5 bis 8 µg PB^{127}J/dl Serum
276 bis 630 nmol/l
(Umrechnung: µg/dl x 78,8 = nmol/l)

Abbildung 14 zeigt typische Ergebnisse der PB^{127}J-Bestimmung im Serum. Erwartungsgemäß sind die Werte des proteingebundenen Jods im Serum durch eine Erhöhung von T_3 und T_4 bei ausgeprägter Hyperthyreose erhöht, bei Hypothyreose dagegen vermindert.

Der familiäre und sporadische TBG-Mangel bedingt ein niedriges PB^{127}J, ohne daß eine Hypothyreose vorliegt. Entsprechend zeigt eine Vermehrung des Thyroxin-bindenden Globulins TBG hohe PB^{127}J-Werte ohne Hyperthyreose.

Ein wesentlicher Nachteil des Verfahrens besteht darin, daß es sich um eine unspezifische Bestimmung des proteingebundenen Jods im Serum und nicht allein um die des Hormonjods handelt. Neben T_3 und T_4 können andere Jodproteine im Serum vorkommen, die das Ergebnis der PB^{127}J-Bestimmung

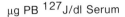

µg PB ^{127}J/dl Serum

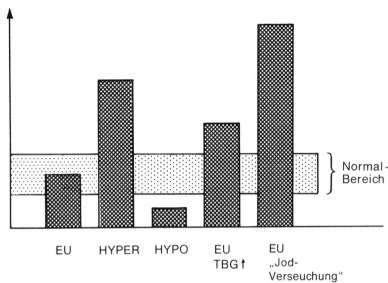

} Normal-Bereich

EU   HYPER   HYPO   EU   EU

                                      TBG↑   „Jod-
                                            Verseuchung"

Abbildung 14:
Typische Ergebnisse der PB^{127}J-Bestimmung im Serum.

erhöhen. Hierzu gehören vor allem jodhaltige Röntgenkontrastmittel. Das PB^{127}J ist bei euthyreoten Patienten bis zu sechs Wochen nach einem i.v.-Urogramm und mehr als drei Monate nach einem oralen Cholezystogramm abnorm erhöht. Dies ist bei der Deutung von PB^{127}J-Werten im Rahmen der Schilddrüsenfunktionsdiagnostik zu berücksichtigen.

Umgekehrt ist die Bestimmung des PB^{127}J wertvoll zur Deutung einer diffus verminderten thyreoidalen Radionuklidaufnahme im Szintigramm zum Nachweis einer exogenen Jodkontamination. Der mikrochemische Jodnachweis zur Bestimmung des PB^{127}J im Serum wird routinemäßig heute nur noch selten bei bestimmten Fragestellungen durchgeführt und ist weitgehend zugunsten spezifischer Teste zur Bestimmung der Schilddrüsenhormonspiegel im Serum aufgegeben worden.

5.2. Bestimmung des Gesamtthyroxins im Serum (totales T_4 = T-T_4)

Es stehen die kompetitive Proteinbindungsanalyse oder der spezifische Radioimmunoassay (RIA) und neuerdings Enzymimmunoassays (EIA) zur Verfügung.

38

Alle drei Methoden haben für die Routinediagnostik vergleichbare Aussagekraft.

5.2.1. Kompetitive Proteinbindungsanalyse

Die Bestimmung des T-T_4 im Serum mit Hilfe der kompetitiven Verdrängung radioaktiv markierten Thyroxins aus seiner Eiweißbindung beruht auf dem Prinzip der konkurrierenden Proteinbindungsanalyse. Zu einer unbekannten Menge aus dem Serum mit Alkohol extrahiertem oder in stark alkalischem Milieu mit einer Sephadex-Säule abgetrennten Thyroxin wird eine definierte Menge radioaktiven Thyroxins gegeben, das an das Trägerprotein TBG gebunden ist.

Proportional zur unbekannten Thyroxinmenge im Patientenserum werden in einer Gleichgewichtsreaktion unterschiedliche Mengen des ^{125}J-T_4 aus seiner Bindung am TBG freigesetzt.

Nach Entfernung des ungebundenen Thyroxins wird der Prozentsatz der am TBG verbliebenen ^{125}J-T_4-Menge bestimmt. Die Menge des T_4 im Patientenserum ist umgekehrt proportional zu der ^{125}J-T_4-Menge, die am TBG gebunden bleibt. Mit Hilfe einer Eichkurve, die durch Einsatz bekannter T_4-Konzentrationen nach der gleichen Methode erhalten wird, kann der Thyroxinspiegel im Serum ermittelt werden.

Normbereich: 5,0 bis 12,0 µg T_4/dl Serum
65 bis 155 nmol/l Serum
(Umrechnung: µg/dl x 12,87 = nmol/l)

Entsprechend den Ergebnissen der PB[127]J-Bestimmung (Abbildung 14) ist der T_4-Spiegel bei Hyperthyreose erhöht, bei Hypothyreose erniedrigt.

Erhöhte TBG-Spiegel täuschen falsch hohe T_4-Werte, subnormale TBG-Spiegel falsch niedrige T_4-Werte vor. Als weitere Irrtumsmöglichkeit aus extrathyreoidaler Ursache kommt – neben TBG-Konzentrationsunterschieden – auch eine Interferenz mit Medikamenten, die Thyroxin aus der TBG-Bindung verdrängen, in Betracht, wodurch es zu einer Erniedrigung des Gesamt-T_4-Spiegels im Serum kommt.

Bei der kompetetiven Proteinbindungsanalyse sind zahlreiche Analysenschritte erforderlich und vorgeschriebene Zeiten und Temperaturen einzuhalten, so daß diese Methode für große Probenmengen nicht geeignet ist. Änderungen in der Effektivität der Extraktion des T_4 aus dem Serum müssen beachtet werden. Bei sehr niedrigen und hohen T_4-Spiegeln ist die Meßgenauigkeit im Vergleich zum Radioimmunoassay unbefriedigend. Wenn Proben, z.B. bei der Zusendediagnostik, nicht sofort verarbeitet bzw. eingefroren werden, kann die auftretende Hämolyse das Testergebnis stören.

5.2.2. T4-Radioimmunoassay

Beim RIA wird ähnlich wie bei der kompetitiven Proteinbindungsanalyse die spezifische, gesetzmäßige und damit über Einsatz bekannter Substanzmengen meßbare Bindung an einen Antikörper ausgenutzt. Das Prinzip der Methode für die Bestimmung des Gesamt-Thyroxins im Serum ist in Abbildung 15 dargestellt.

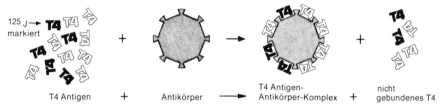

125 J → markiert

T4 Antigen + Antikörper ⟶ T4 Antigen-Antikörper-Komplex + nicht gebundenes T4

Abbildung 15:
Prinzip des T4-Radioimmunoassays.

Das an die Trägerproteine gebundene T_4 wird durch ANS von seinen Bindungsstellen verdrängt, so daß das gesamte vorhandene Thyroxin in freier, ungebundener Form in der Serumprobe vorliegt. Entsprechend der Zunahme des Patienten-T_4 nimmt der Anteil des an den Antikörper gebundenen ^{125}J-T_4 aufgrund einer Verdrängung durch das Patienten-T_4 ab. Durch Einsatz bekannter T_4-Konzentrationen in einer Eichreihe kann der T_4-Spiegel in der individuellen Serumprobe bestimmt werden.

Zur Trennung des freien, vom Antikörper nicht gebundenen Antigens stehen mehrere Verfahren zur Verfügung, z.B. die Absorption der freien Antigene an Holzkohle oder einen Anionenaustauscher (hierbei müssen Inkubationszeit, Temperatur und Zeit der Zentrifugation eingehalten werden), die Doppelantikörpermethode, bei der der Antigen-Antikörperkomplex durch Bindung an einen zweiten Antikörper oft unter Zugabe von PEG ausgefällt wird, und schließlich Festkörperverfahren, bei denen der Antikörper an feste Träger (z.B. Sephadex, Kunststoffteilchen oder die Teströhrchen selbst) gebunden (solid phase) und das freie Antigen (liquid phase) nach der Inkubation ausgewaschen oder abzentrifugiert wird.

Je mehr Thyroxin im Patientenserum vorhanden ist, desto weniger ^{125}J-T_4 wird vom Antikörper gebunden. Das nicht markierte Antigen, das in seiner Konzentration bestimmt werden soll, ist die Variable in diesem System, während die Menge des Antikörpers und die des markierten Antigens die Konstanten sind.

Durch die hohe Spezifität der Antikörper ist eine direkte Messung von T_4 im Serum möglich und eine Extraktion der Seren wie bei der kompetitiven Proteinbindungsanalyse nicht erforderlich. In der praktischen Anwendung ist der T_4-RIA sicherer, weil mit dieser Methode mit kleinsten Serummengen Doppel- und Dreifachbestimmungen möglich sind, während sich die Proteinbindungsanalyse schon aus Kostengründen auf die Einfachbestimmung beschränken muß. Die radioimmunologische Methode läßt sich teilmechanisieren, wodurch größere Probenmengen leicht bewältigt werden können. Ein weiterer Vorteil liegt in der größeren Spezifität und Genauigkeit sowie in der Erfassung eines größeren Konzentrationsbereiches.

Normbereich: 5,0 bis 12,0 µg T_4/dl Serum
65 bis 155 nmol T_4/l Serum
(Umrechnung: µg/dl × 12,87 = nmol/l)

Mit dem T_4-RIA können Thyroxin-Konzentrationen von 1 bis 40 µg/dl entsprechend 13 bis 515 nmol/l direkt im Serum erfaßt werden.

Fehlbestimmungen mit dem T_4-RIA können dadurch auftreten, daß die Reaktionsbedingungen nicht stimmen. Thimersol oder ANS dürfen im richtigen Konzentrationsbereich nicht mit dem AK interferieren aber eventuell Medikamente. Weitere Fehlermöglichkeiten können dann auftreten, wenn bei der Trennung von an Antikörper gebundenem und freiem Hormon die primäre Bindungsreaktion verändert wird. Weiterhin können radioimmunologische Fehlbestimmungen auftreten bei Anwesenheit hormonbindender Thyreoglobulin-Antikörper und spezifischer hormonbindender Immunglobuline.

Eine Fehlbestimmung bei Anwesenheit zirkulierender Autoantikörper kann dadurch vermieden werden, daß das Thyroxin zunächst aus dem Serum extrahiert und dann gemessen wird. Dies sollte zumindest dann geschehen, wenn eine Diskrepanz zwischen Ergebnis der T_4-Bestimmung einerseits und dem klinischen Bild andererseits besteht und T_4-bindende Autoantikörper vermutet werden müssen.

Für Kinder können folgende Normbereiche angenommen werden:

Bei der Geburt	12,7 ± 3,4 µg T_4/dl
24 – 48 Std. nach der Geburt	16,5 ± 2,4 µg T_4/dl
7 Tage nach der Geburt	14,1 ± 3,0 µg T_4/dl
1.–6. Lebensjahr	9,3 ± 2,0 µg T_4/dl
7.–12. Lebensjahr	8,6 ± 1,9 µg T_4/dl
13.–17. Lebensjahr	8,0 ± 1,9 µg T_4/dl

Während des Erwachsenenalters vom 20. bis 60. Lebensjahr zeigt der Gesamtthyroxinspiegel keine diagnostisch relevante Altersabhängigkeit. Eventuell vorhandene Geschlechtsdifferenzen in der Gesamtthyroxin-Konzentration sind auf östrogenbedingte TBG-Erhöhung der Frauen im reproduktionsfähigen Alter zurückzuführen.

Da das Thyroxin-bindende Globulin in der Schwangerschaft erhöht ist, steigen die Thyroxinspiegel während der Schwangerschaft ab der 8. Schwangerschaftswoche deutlich an. Die Erhöhung bleibt bis etwa zehn Tage nach der Entbindung bestehen. Vergleichbar mit den Werten während der Schwangerschaft sind die Werte der Patienten, die mit oralen östrogenhaltigen Kontrazeptiva behandelt werden.

Bei alten Menschen jenseits des 65. Lebensjahres findet sich keine sichere Erniedrigung des Thyroxinspiegels.

Bei ausgeprägtem Jodmangel kann der Thyroxinspiegel im Serum niedrig liegen.

Unter thyreosuppressiver Behandlung sollte der Gesamt-T_4-Spiegel (Abbildung 22) bei letzter Einnahme des Hormonpräparates 12 bis 4 Stunden vor der Blutentnahme im oberen Bereich der Norm (oder gering darüber) liegen. Andernfalls muß die Dosierung für einen ausreichenden Therapieeffekt als zu niedrig angesehen werden.

5.2.3. T_4-Enzymimmunoassay

Im Gegensatz zu den Radioimmunoassays werden bei den Enzymimmunoassays statt radioaktiver Isotope Enzyme zur Markierung des Antigens verwendet. Bei der Thyroxin-Bestimmung werden Peroxidase und Malat-Dehydrogenase zur Antigenmarkierung bevorzugt.

Die Serumproben mit der zu bestimmenden T_4-Menge werden mit einer konstanten Menge an Enzym gekoppelten T_4 und mit T_4-Antikörpern inkubiert. Anschließend erfolgt die Antigen-Antikörperreaktion wie beim RIA. In der Möglichkeit, den gebundenen oder ungebundenen Antigen-Anteil ohne vorherige Trennung zu bestimmen, unterscheiden sich die verschiedenen Enzymimmunoassays.

Es stehen vor allem zwei Methoden zur Verfügung: Die Enzyme-Multiplied-Immunoassay-Technic (EMIT) und der Enzyme-Linked-Solid-Phase Assay (ELISA). Beide Bestimmungsmethoden haben ihre Vor- und Nachteile. Bei der

EMIT-Methode ist es oft unmöglich, den Einfluß verschiedener Serumbestandteile auszuschließen, da bei der fotometrischen Bestimmung lipämische oder ikterische Seren das Meßergebnis stören können. Bei der ELISA-Technik wird das Meßergebnis durch den unterschiedlichen Proteingehalt der Seren beeinflußt. Sie ist im allgemeinen weniger präzise als die EMIT-Methode.

Für die Routinediagnostik kann jedoch festgestellt werden, daß die Ergebnisse der Enzymimmunoassays denen der Radioimmunoassays entsprechen.

Normbereich: 5,0 bis 12,0 µg T_4/dl Serum
65 bis 155 nmol T_4/l Serum
(Umrechnung µg/dl × 12,87 = nmol/l)

Die Empfindlichkeit der Enzymimmunoassays ist bei den Schilddrüsenhormonen etwas geringer als die der Radioimmunoassays, da beim Enzymimmunoassay eine fotometrische Messung nach enzymatischer Reaktion erfolgt, während beim Radioimmunoassay exakter die Radioaktivität gemessen werden kann.

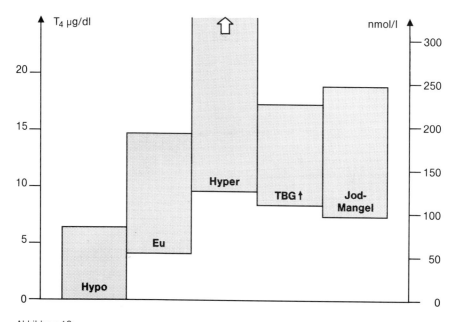

Abbildung 16:
Schematische Darstellung typischer T_4-Ergebnisse.

Der große Vorteil der Enzymimmunoassays besteht darin, daß die Nachteile eines Umgangs mit radioaktiven Substanzen entfallen, die notwendigen Substanzen lange haltbar sind und die Kosten für die zur Messung der enzymatischen Reaktion notwendigen Fotometer geringer als die Kosten für Geräte zur Bestimmung der Radioaktivität sind. Auch Fluoreszenz- und Chemolumineszenz-Assays mit größerer Meßverstärkung und -empfindlichkeit gewinnen immer mehr an Bedeutung.

Bezüglich der Interpretation der Ergebnisse gelten die gleichen Anmerkungen wie für die kompetetive Proteinbindungsanalyse und die Radioimmunoassays zur Bestimmung des Gesamt-T_4.

5.2.4. Bewertung der Gesamt-T_4-Ergebnisse

Das Ergebnis der Gesamt-T_4-Bestimmung (T-T_4) ist abhängig von der thyreoidalen T_4-Inkretion und dem extrathyreoidalen TBG-Spiegel. Normabweichungen des TBG beeinflussen also den Meßwert ebenso wie die Änderung der Hormonspiegel. Beide Faktoren sind unabhängig voneinander variable Größen:

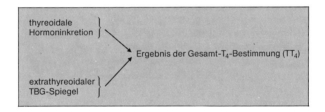

Ein normaler TBG-Spiegel kann mit physiologischer oder pathologischer Hormonproduktion einhergehen. Die gemessenen Werte korrelieren in diesem Fall weitgehend mit der Schilddrüsenfunktion (Abbildung 16).

Bei der Kombination einer normalen Schilddrüsenfunktion mit abnormalen TBG-Spiegeln können falsch hohe T_4-Werte eine Überfunktion vortäuschen, während subnormale TBG-Spiegel irrtümlich aufgrund falsch niedriger T_4-Werte an eine Unterfunktion denken lassen.

Schließlich können beide Faktoren von der Norm abweichend sein: Bei konkordanter Veränderung – z. B. T_4-Überproduktion, erhöhte TBG-Spiegel – addieren sich die Meßwerte, und das Ausmaß der Überfunktion wird im T_4-Test „falsch überhöht" angegeben. Bei diskordanter Veränderung kann eine Dysfunktion maskiert werden: z. B. ergeben sich bei Hypothyreose und gleichzeitiger TBG-Erhöhung „falsch normale" Werte. Andererseits kann bei TBG-Erniedrigung und mäßiger T_4-Überproduktion ein „falsch normales" T_4-Ergebnis auftreten.

Tatsächliche Stoffwechsellage	Hormon-bindungs-kapazität	Prozentuale Bindung an Transport-proteine	Gesamt-T_4-Spiegel	Interpretation bei Unkenntnis der Hormon-bindungskapazität
Euthyreose	↑ ↓	normal normal	↑ ↓	Hyperthyreose Hyperthyreose
Hyperthyreose	↓	erhöht	normal	Euthyreose
Hypothyreose	↑	erniedrigt	normal	Euthyreose

Unter der Annahme einer normalen Bindungskapazität für Schilddrüsenhormone ist das Ergebnis der Gesamt-T_4-Bestimmung folgendermaßen zu bewerten und in differentialdiagnostische Überlegungen einzubeziehen.

T-T_4-Spiegel im Normbereich:

Gesunde Schilddrüse

Blande Struma (auch unter thyreosuppressiver Behandlung mit Schilddrüsen-hormonen)

Frühstadien verschiedener Schilddrüsenerkrankungen, die mit einer Hyper-thyreose einhergehen können (z. B. thyreoidale Autonomien)

Isolierte T_3-Hyperthyreose

Behandelte Hyper- und Hypothyreosen

Schilddrüsenkarzinome (in der Regel euthyreot)

Erhöhte T-T_4-Spiegel

Hyperthyreosen bedingt durch M. Basedow (häufig mit erhöhten Schilddrüsen-antikörpern)

Thyreoidale Autonomien (autonomes Adenom, disseminierte Autonomie)

Frühstadium einer subakuten Thyreoiditis oder einer Hashimoto-Thyreoiditis

Hyperthyreosis factitia

Hyperthyreose bei einem TSH produzierenden Hypophysentumor (extrem selten)

Eventuell Jodprämedikation (z.b. Anwendung jodhaltiger Röntgenkontrastmittel)

Erniedrigte T-T$_4$-Spiegel

Hypothyreose (primär thyreogen angeboren oder erworben, z.b. durch chronische Thyreoiditis, iatrogen nach operativer Strumaentfernung oder Radiojodtherapie, unter thyreostatischer Behandlung, bei extremen Jodmangel

Da neben TBG-Konzentrationsunterschieden als weitere Störmöglichkeit aus extrathyreoidaler Ursache auch Medikamente mit den Bindungsstellen des Transportproteins interferieren können, darf eine sichere Schilddrüsenfunktionsdiagnose niemals auf der Bestimmung des Gesamtthyroxins allein basieren.

Fehlermöglichkeiten und Nachteilen

Die Fehlermöglichkeiten und Nachteile bei der Bestimmung des Gesamtthyroxins seien daher nochmals zusammengefaßt:

Kompetitive Proteinbindungsanalyse

– Variierende Ausbeute bei der T$_4$-Extraktion

– Erniedrigte Wiederfindungsrate und unbefriedigende Genauigkeit im hohen Konzentrationsbereich

– Zahlreiche Analysenschritte, schlecht automatisierbar

T$_4$-RIA

– Ungenügende TBG-Blockade bei hohen TBG-Spiegeln

– Einfluß der Inkubationszeiten

– Störung der T$_4$-Antikörperbindung durch Trennmaterial

– Anwesenheit von T$_4$-Autoantikörpern im Testserum mit je nach Trennmethode falsch niedrigen bzw. falsch hohen Werten

T$_4$-Enzymimmunoassay

– Fehlermöglichkeiten, zum Teil analog dem T$_4$-RIA

– Störung durch unspezifische Serumfaktoren, Trübungen, Eigenfärbungen des Serums

5.3. Thyroxinbindendes Globulin

In neuerer Zeit wird die direkte radioimmunologische Bestimmung des TBG in zunehmendem Maße durchgeführt. Die Kenntnis dieses extrathyreoidalen Faktors kann ein wichtiges Korrektiv bei der Interpretation der T$_4$-Ergebnisse sein, da die TBG-Spiegel unter verschiedenen physiologischen und pathologischen Situationen erheblich variieren (Abbildung 17).

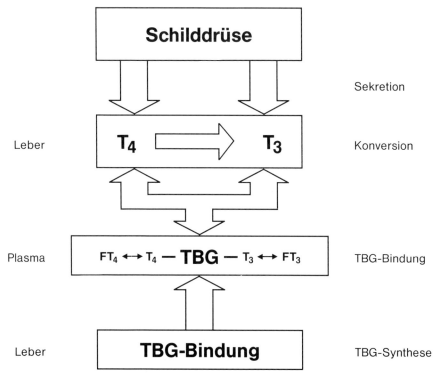

Abbildung 17:
Beziehungen zwischen Schilddrüsenhormonen und TBG

Analog dem in Abbildung 15 dargestellten Prinzip des T_4-Radioimmunoassay werden zur Bestimmung des TBG-Gehaltes in einer Serumprobe Antikörper gegen TBG sowie [125]J markiertes TBG zur Bestimmung des TBG-Spiegels im Serum benutzt.

Normbereich: 12 bis 30 mg TBG/l Serum
210 bis 526 nmol/l Serum
(Umrechnung: mg/l × 17,5 = nmol/l)

Die TBG-Spiegel steigen ab der 12. Schwangerschaftswoche an. Nach der Geburt fallen sie langsam wieder ab. Bei Neugeborenen besteht ein erhöhter Östrogenspiegel, der zu hohen TBG-Spiegeln (und damit auch zur erhöhten Konzentration des Gesamt-T_4) führt. Ein nennenswerter Abfall des TBG ist vier Wochen nach der Entbindung zu verzeichnen. Von der Kindheit bis zur Adoleszenz fällt der TBG-Spiegel leicht ab, jedoch zeigt der TBG-Spiegel keine eindeutige Altersabhängigkeit. Es besteht eine signifikante Korrelation zwischen TBG-Spiegel und Gesamt-T_4.

Der T_4/TBG-Quotient ist daher als altersunabhängiger Test ein geeigneter diagnostischer Parameter, der die von der Norm abweichende Schilddrüsenfunktion widerspiegelt, indem die primär auf einer quantitativen Änderung der TBG-Spiegel beruhenden Änderungen des T_4-Spiegels durch diesen Quotienten abgegrenzt werden:

Der T_4/TBG-Quotient µg T_4/dl Serum : mg TBG/l Serum variiert je nach Methode.

Der T_4/TBG-Quotient stellt einen Ersatz für die Direktbestimmung des freien, nicht an TBG gebundenen Thyroxins im Serum dar, der zwar anders als die nachfolgend besprochenen indirekten Bindungsteste absolute Serumkonzentrationen des TBG (und nicht arbiträre Meßwerte) bestimmt, sich jedoch wegen der zunehmenden Verwendung der Bestimmung des freien Thyroxins nicht allgemein durchsetzen konnte, zumal theoretisch eine Beeinflussung der absolut freien Schilddrüsenhormonkonzentration z. B. durch Medikamente, die mit der Schilddrüsenhormonbindung an TBG interferieren, am T_4/TBG-Quotienten nicht erkennbar ist.

Einige praktisch wichtige Ursachen für Veränderungen der TBG-Konzentration durch extrathyreoidale Erkrankungen seien nachfolgend aufgeführt: Erniedrigt ist die TBG-Konzentration bei Eiweißverlustsyndromen wie der exsudativen Enteropathie, dem nephrotischen Syndrom oder großflächigen Verbrennungen. Eine verminderte Synthese des TBG liegt bei der dekompensierten Leberzirrhose vor und ein verstärkter Abbau bei ausgeprägtem Katabolismus, vor allem bei malignen Tumoren. Auch die lang andauernde Akromegalie führt zu erniedrigten TBG-Spiegeln, deren Ursache nicht einwandfrei geklärt ist. Auf der anderen Seite findet sich bei der akuten Hepatitis eine erhöhte TBG-Plasmakonzentration. Hier dürfte der entzündliche Membranschaden zu einer passiven Diffusion des TBG in die Zirkulation führen, ähnlich wie für die Transaminasen.

Eine Vermehrung der Transportproteine wird auch beobachtet bei TBG-Mehrproduktion in der Leber unter Östrogeneinfluß (in der Schwangerschaft, unter Einnahme östrogenhaltiger oraler Kontrazeptiva), eine Verminderung bei kompetitiver Besetzung der Bindungsstellen durch Medikamente (Steroide, Sulfonamide, Diphenylhydantoine, Salizylate, Heparin).

Schließlich sind angeborene TBG-Vermehrungen bzw. Mangelproduktionen zu nennen.

Da aber, wie in Abbildung 6 dargestellt, Thyroxin nicht nur vom Trägerprotein TBG, sondern auch von dem thyroxinbindenden Albumin und thyroxinbindenden Präalbumin gebunden wird, ist verständlich, daß der T_4/TBG-Quotient in niedrigen TBG-Bereichen bzw. bei extrem hohen TBG-Konzentrationen versagt. So kann z.B. bei schwerkranken Patienten das Ergebnis des T_4/TBG-Quotienten falsch pathologisch ausfallen, bedingt vor allem durch einen Abfall des Albumins bzw. Präalbumins.

Die Bestimmung des TBG und die Berechnung des T_4/TBG-Quotienten hat sich bisher in der Routine, auch wegen methodischer Fehlerquellen – die Spezifität und Richtigkeit wird beeinflußt von der Reinheit der TBG-Standards – nicht durchsetzen können.

5.4. Freies Thyroxin (FT$_4$)

Da die Bestimmung des Gesamtthyroxinspiegels durch nichtthyreoidale Faktoren wie Störungen der Bindung an Transporteiweißkörper verfälscht wird, hat es nicht an Versuchen gefehlt, eine Bestimmung der freien Schilddrüsenhormone zur Abklärung von Erkrankungen, die durch einen Schilddrüsenhormonexzess bzw. einen Schilddrüsenhormonmangel bedingt sind, für die klinische Routine zu entwickeln.

In Abbildung 18 ist die Änderung der Schilddrüsenhormonspiegel bei verschiedenen Funktionszuständen der Schilddrüse bzw. verschiedenen Bindungskapazitäten der Transportproteine schematisch dargestellt. Bei normaler Konzentration der Transportproteine verschiebt sich mit einer eintretenden hyper- oder hypothyreoten Stoffwechsellage gleichsinnig deren prozentuale Absättigung, wobei die Serumspiegel sowohl des Gesamt- als auch des freien Thyroxins bei Hyperthyreose ansteigen und bei der Hypothyreose abfallen.

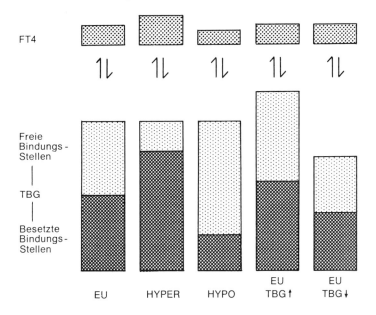

Abbildung 18:
Schematische Darstellung des Verhältnisses zwischen freiem und an TBG gebundenem T_4.

Da die Beziehung zwischen T_4 und seinen Bindungsproteinen durch das Massenwirkungsgesetz

$$\frac{[T_4] \cdot [TBG]}{[T_4 \cdot TBG]} = K$$

beschrieben werden kann und die Messung der T_4-Konzentrationen im Serum einerseits durch die von der Schilddrüse sezernierte T_4-Menge, andererseits durch die Konzentration der Transportproteine beeinflußt wird, treten bei Veränderungen der Bindungsfähigkeit und Konzentration der Transportproteine gleichsinnige Änderungen des Gesamt-T_4-Spiegels auf: Eine Vermehrung der Bindungskapazität mit erhöhtem T_4 findet sich, wie bereits erwähnt, in der Gravidität, bei hochdosierter Östrogenmedikation, chronischer Hepatitis, kompensierter und dekompensierter Leberzirrhose, angeborener Vermehrung der TBG-Konzentration. Eine Erniedrigung des TBG-Spiegels mit erniedrigtem T_4-Spiegel kann sowohl durch TBG-Verluste (Nephrose, Proteinverlustsyndrome) bei akuter intermittierender Porphyrie, TBG-Synthesestörungen, z.B. bei schwe-

50

ren konsumierenden Erkrankungen sowie bei genetischem TBG-Mangel auftreten. Außerdem führen verschiedene Medikamente zu einer Verdrängung des T_4 aus der TBG-Bindung, wie im Abschnitt 5.3. erwähnt.

Durch das hypothalamisch-hypophysäre Regelsystem (Abbildung 8) wird die Produktion der Schilddrüsenhormone gesteuert und bei Änderung der Proteinbindungsverhältnisse der Anteil des FT_4 konstant gehalten. Bei Abfall der FT_3- und FT_4- Spiegel kommt es zu einer vermehrten Freisetzung des Thyreoidea stimulierenden Hormons TSH, während bei einem Anstieg der freien Hormonspiegel die TSH-Abgabe aus dem Hypophysenvorderlappen supprimiert wird.

Es gibt zahlreiche Verfahren, die indirekt oder direkt eine veränderte Hormonbindungskapazität erkennen lassen.

5.4.1. Indirekte Parameter für freies T_4 (FT_4-Indices)

Der in Abschnitt 5.3. erwähnte T_4-TBG-Quotient stellt eines der indirekten Verfahren zur Abschätzung des freien T_4 im Serum dar. Bekannter und weiter verbreitet sind jedoch folgende Methoden:

5.4.1.1. T_3-Resin-Uptake (T_3-Uptake)

Der sogenannte Trijodthyronin-Aufnahmetest („T_3-Test") dient der Bestimmung der Bindungskapazität des Thyroxin bindenden Globulins (TBG). Er zeigt an, ob die eiweißgebundene Schilddrüsenhormonmenge die Schilddrüsenfunktion unverfälscht widerspiegelt.

Je nach Anzahl der in Abbildung 18 dargestellten freien Bindungsstellen für Schilddrüsenhormone wird nach Zugabe von ^{125}J-T_3 zu einer Serumprobe mit unbekannten Bindungsverhältnissen bei der Hyperthyreose wenig, bei der Hypothyreose viel radioaktiv markiertes T_3 gebunden. Bei einer hohen Bindungskapazität der Transporteiweißkörper aus extrathyreoidaler Ursache kommt es zu einer vermehrten Bindung des ^{125}J-T_3 wie bei Schilddrüsenunterfunktion. Dagegen kommt es bei einer Erniedrigung der Bindungsstellen durch verschiedene Medikamente zu einer verminderten Bindung des radioaktiven T_3 wie bei einer Schilddrüsenüberfunktion.

Durch die Messung der gebundenen Radioaktivität und den Vergleich mit einem Normalserum läßt sich das Ergebnis in Form eines Quotienten (Normalserum = 1,0) oder Index errechnen. Je nach Reagenziensatz kann man die gebundene Menge des radioaktiven T_3 auch als prozentualen Anteil, bezogen auf die gesamte im Ansatz vorhandene Radioaktivität, ausdrücken.

Normbereich: T$_3$-Uptake-Test: 15 bis 25% Bindung
Index/Quotient: 0,88 bis 1,15

Werte unter 15 Prozent oder einen Index unter 0,9 entsprechen einer Hypothyreose, Werte über 25 Prozent bzw. ein Index über 1,15 entsprechen einer Hyperthyreose. Es ist jedoch darauf zu achten, daß je nach Berechnungsverfahren auch umgekehrte Verhältnisse möglich sind.

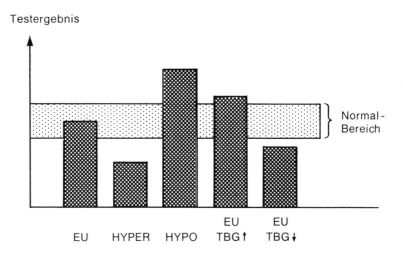

Abbildung 19:
Typische Ergebnisse des Trijodthyroninbindungsindexes

Abbildung 19 zeigt typische Ergebnisse des T$_3$-Uptake-Testes. Durch eine Mengenveränderung der Trägerproteine im Serum erfolgt eine entgegengesetzte Verschiebung des T$_4$-Spiegels im Serum (Abbildung 16) und der Bindungskapazität für T$_3$ (Abbildung 19).

Abgesehen von sehr niedrigen bzw. sehr hohen TBG-Spiegeln mit fehlender Linearität stellt die Bestimmung der T$_3$-Bindungskapazität nach wie vor für die Klinik ein brauchbares, wenn auch im technischen Ablauf zum Teil veraltetes Verfahren dar, das eine Bindungsanomalie erkennen läßt. In Kombination mit der Bestimmung des Gesamt-T$_4$ können extrathyreoidal bedingte Veränderungen der TBG-Bindungskapazität erkannt werden.

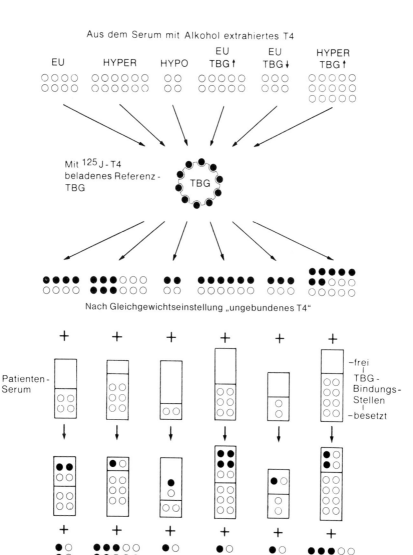

Abbildung 20:
Prinzip des ETR-Testes.

5.4.1.2. Effective-Thyroxine-Ratio-(ETR)-Test

Da der freie Thyroxinspiegel dem Gesamtthyroxinspiegel im Serum direkt und der freien Thyroxinbindungskapazität umgekehrt proportional ist (Abbildung 16 und Abbildung 19), hat man die Bestimmung des Gesamt-T_4 und den T_3-Uptake für die Abschätzung des freien Thyroxinspiegels kombiniert.

Das Verfahren ist in Abbildung 20 dargestellt. Thyroxin wird aus dem Patientenserum durch Denaturierung der Bindungsproteine mit Alkohol freigesetzt. Ein Teil des jetzt ungebundenen Thyroxins und eine bestimmte Menge von nativem Patientenserum reagieren dann mit einer definierten TBG-Menge, die mit ^{125}J-T_4 beladen ist. Dies erfolgt gleichzeitig nach den Prinzipien der kompetitiven Proteinbindungsanalyse zur Bestimmung des Gesamtthyroxins (s. 5.2.1.) bzw. der Bestimmung der Bindungskapazität von TBG im Serum (s. 5.4.1.1.).

Mit Hilfe eines Ionenaustauscherstreifens wird das freie ^{125}J-T_4 aus dem Testansatz entfernt. Das im Inkubationsgläschen verbleibende ^{125}J-T_4 entspricht sowohl der Konzentration des Gesamt-T_4 als auch der Bindungskapazität des TBG im Patientenserum. Die für das Patientenserum erhaltene Restradioaktivität wird mit der des Standardserums verglichen und das Ergebnis dieses Radioassays als „effektiver Thyroxin-Quotient" (Effective-Thyroxine-Ratio = ETR) ausgedrückt.

Die ETR-Werte stellen somit ein indirektes Maß für das physiologisch wirksame freie Thyroxin dar und spiegeln den tatsächlichen Schilddrüsenfunktionszustand wieder.

Normbereich: ETR-Werte zwischen 0,86 und 1,13
gelten als normal.

Bei einem Index unter 0,86 ist eine Hypothyreose, bei einem Index über 1,13 eine Hyperthyreose anzunehmen.

Typische Ergebnisse der Bestimmung des freien Thyroxin-Quotienten sind in Abbildung 21 wiedergegeben. Bei TBG-Anomalien führt der ETR-Test zu einer deutlicheren Abgrenzung pathologischer T_4-Werte vom Normalbereich. Beim ETR-Test werden regulatorisch bedingte, durch Eiweißbindungsstörungen hervorgerufene Abweichungen des Gesamtthyroxinspiegels bereits durch das Analysenverfahren korrigiert. Die Tatsache der Eiweißbindungsstörung wird vom Untersucher hierbei nicht erkannt.

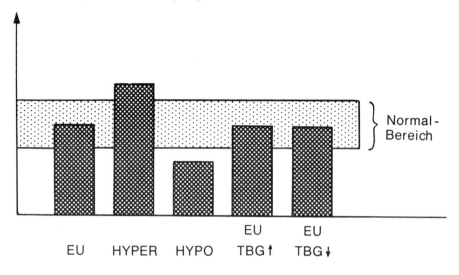

Effektiver Thyroxin-Quotient (ETR)

} Normal-
Bereich

EU   HYPER   HYPO   EU
TBG↑   EU
TBG↓

Abbildung 21:
Typische Ergebnisse der Bestimmung des effektiven Thyroxin-Quotienten (ETR-Test).

5.4.1. FT_4-Indices

Es gibt zahlreiche weitere Verfahren, die indirekt eine veränderte Hormonbindungskapazität erkennen lassen.

Der FT_4-Index ist das Produkt aus T_3-Uptake und dem Gesamtthyroxin als Quotient oder in Prozentangaben. Durch die Multiplikation erhält man die mit der Bindungskapazität korrigierten Thyroxinwerte, die in der diagnostischen Wertigkeit mit dem freien Thyroxin vergleichbar sind.

Der T_7-Index errechnet sich durch Addition des Gesamt-T_4-Ergebnisses und des T_3-Uptake-Wertes. Dieser Wert hat für die Schilddrüsendiagnostik keine besondere Aussagekraft. Er wird jedoch durch die elektronische Datenverarbeitung häufig als Nebenergebnis mitgeliefert und daher noch oft angegeben.

Schließlich gehört zu den FT_4-Indices auch der in Abschnitt 5.3. erwähnte T_4-TBG-Quotient.

Ein wesentlicher Einwand gegen die kombinierte Bestimmung des Gesamt-Thyroxins und eines Parameters für das freie Thyroxin ist, daß in alle Berechnungen der Gesamtthyroxinspiegel mit eingeht, und daß daher die guten Korrelationen zwischen Gesamtthyroxinspiegel und indirekt ermittelten freiem Thyroxinindex allein aus methodischen Gründen zu erwarten sind. Denn das FT_4 ist dem Gesamt-T_4 direkt und der freien T_4-Bindungskapazität umgekehrt proportional (Abbildung 18).

5.4.2. Direkte Bestimmung des freien T_4 (FT_4)

Gegenüber den indirekten Bindungstesten hat die direkte Bestimmung des FT_4 den Vorteil, daß die Resultate nicht in Form eines parameterfreien Index, sondern tatsächlich als Konzentrationsangabe beschrieben werden können.

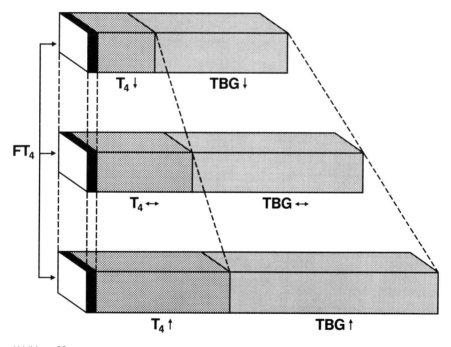

Abbildung 22:
Verhältnis zwischen FT_4, Gesamt-T_4 (TT_4) und TBG. Bleibt das Verhältnis zwischen TT_4 und TBG konstant, ändert sich der FT_4-Spiegel nicht.

In Abbildung 22 ist nochmals das Verhältnis zwischen freiem Thyroxin, Gesamtthyroxin und TBG dargestellt. Wenn sich die Konzentration der schilddrüsenhormonbindenden Proteine infolge extrathyreoidaler Einflüsse ändert, ändert sich zwar die Konzentration des Gesamtthyroxins, der freie Thyroxinanteil bleibt jedoch davon unbeeinflußt. Damit bleibt die biologische Wirkung des Schilddrüsenhormons gleich.

Steigt nun infolge einer primären Erkrankung der Schilddrüse die Hormonkonzentration an, ohne daß ebenfalls ein Konzentrationsanstieg der schilddrüsenhormonbindenden Einweiße erfolgt, so nimmt der Anteil an freiem Hormon zu und eine hyperthyreote Stoffwechsellage ist die Folge (Abbildung 18).

Neben der Gleichgewichtsdialyse und chromatographischen Trennung wurden in den letzten Jahren Verfahren entwickelt, die es erlauben, den freien Hormonanteil im Serum direkt zu bestimmen. Meistens handelt es sich dabei um solid-phase-Verfahren. Damit das Gleichgewicht zwischen den Bindungsproteinen (TBG, TBPA und Albumin) und dem freien Hormon bleibt, wird ein hoch spezifisch [125]J-markiertes Thyroxin-Derivat, das durch Austausch eines Jodatoms durch ein Bromatom oder durch eine Modifikation in der Seitenkette verändert wurde, eingesetzt. Im Idealfall reagiert dieses modifizierte Thyroxin nicht mit den T_4-Bindungsproteinen des Serums, jedoch gleich gut wie das Serum-T_4 mit dem Antikörper. Für TBG und TBPA ist diese Voraussetzung bei allen Derivaten erfüllt, nicht jedoch für Albumin.

Bei anderen wird mit Hilfe einer Gesamt-T_4-Bestimmung und durch Kombination mit einem T_4-Uptake-Test die Menge an freiem T_4 errechnet. Kinetische und thermodynamische Untersuchungen haben gezeigt, daß die Bindung von T_4 an einen spezifischen Antikörper proportional der freien T_4-Konzentration im Serum ist.

Ein neu entwickeltes Verfahren – ein indirekter Test – bestimmt über die fT_4(%)Fraktion, die direkt gemessen wird, und dem Gesamtthyroxin der Probe dann das freie Thyroxin. Die freie T_4(%)Fraktion stellt das Verhältnis freies Thyroxin zu Gesamtthyroxin dar. Diese direkte Messung der freien T_4(%)Fraktion ist nur möglich durch die Verwendung eines monoklonalen Antikörpers. Denn nur in einem solchen System ist die Bedingung eines monovalenten Ligand-Antikörper-Komplexes erfüllt. Das Verhältnis der besetzten zu nicht besetzten Antikörperbindungsstellen ist in diesem System direkt proportional zur freien T_4-Konzentration, wobei der Proportionalitätsfaktor der Dissoziationskonstanten entspricht. Freies Thyroxin und freie T_4(%)Fraktion in Abhängigkeit vom Gesamtthyroxin der Probe ist in Abbildung 23 als Ergebnis einer Computersimulation dargestellt.

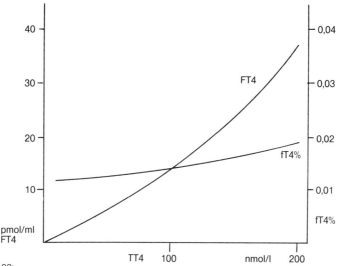

Abbildung 23:
Freies Thyroxin und freie $T_4(\%)$Fraktion in Abhängigkeit vom Gesamtthyroxin.

Da der Sättigungsgrad direkt proportional der freien $T_4(\%)$Fraktion ist, benötigt der Test keine Standardkurve, sondern arbeitet mit einem Referenzserum, dessen freie $T_4(\%)$Fraktion in der symmetrischen Dialyse bestimmt wurde. Zur Bestimmung der freien $T_4(\%)$Fraktion der unbekannten Proben benötigt man die Werte der freien $T_4(\%)$Fraktion der Referenz sowie die maximale Bindungskapazität P des immobilisierten, monoklonalen T_4-Antikörpers, um mit einer relativ einfachen (einfacher als eine logit-log Transformation) Berechnung die freien $T_4(\%)$Fraktionen zu ermitteln. Die freie $T_4(\%)$Fraktion erlaubt qualitative Aussagen über die Bindungsproteine des Serums, das zusätzlich erhaltene Gesamtthyroxin erlaubt eine Abstützung und bessere Interpretation des freien Thyroxins, als es ein einzelner FT_4-Wert erlauben würde.

Normwerte aller zur Zeit auf dem Markt befindlichen FT_4-Teste:

0,5 bis 2,5 ng/100 ml Serum
6,4 bis 32,2 pmol FT_4/l Serum
(Umrechnung: s. oben)

Es muß jedoch beachtet werden, daß gerade beim FT_4 die mit den verschiedenen Testprinzipien gefundenen Normalwerte sehr stark variieren. Eine internationale Arbeitsgruppe zur Festlegung eines Normalbereiches für das freie Thyroxin kam zu dem Schluß, daß ein Normalbereich zur Zeit noch nicht festgelegt werden kann.

58

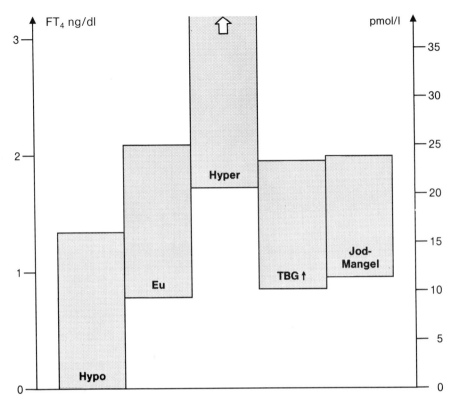

Abbildung 24:
Schematische Darstellung typischer FT₄-Ergebnisse.

Typische FT_4-Ergebnisse sind in Abbildung 24 dargestellt.

Bei Patienten mit Hypothyreose sind Gesamt-T_4-und FT_4-Spiegel gleichermaßen erniedrigt. Eine Erniedrigung des FT_4 vor einer Erniedrigung des Gesamt-T_4 findet sich im allgemeinen nicht.

Bei Patienten mit Hyperthyreose findet sich die erwartete Erhöhung des freien Thyroxinspiegels. Subklinische Hyperthyreosen können durch den FT_4- Spiegel nicht besser als durch den Gesamt-T_4-Spiegel erkannt werden.

Patienten mit erhöhtem TBG-Spiegel, die leicht erhöhte Gesamt-T_4-Werte aufweisen, haben normale FT_4-Werte.

Bei Jodmangel liegen die FT_4-Werte im allgemeinen im Normbereich, während bei einer Jodprämedikation sich zum Teil deutlich erhöhte FT_4-Werte finden können.

Unter Medikamenten, die T_4 aus seiner Proteinbindung verdrängen, kommt es zunächst zu einem Anstieg des FT_4, bei längerer Therapiedauer zu einem Absinken der FT_4-Werte. Bei schwerkranken Patienten findet sich nicht nur eine Erniedrigung des T_3-Spiegels (s. 5.5.) infolge einer verminderten Monodejodierung des T_4 zu T_3, sondern auch eine Erniedrigung des Gesamt-T_4 und teilweise auch des FT_4 durch eine Verminderung der Transportproteine, ohne daß eine entsprechende Stoffwechselstörung vorliegt.

Während der Schwangerschaft fällt das freie Thyroxin zunächst rasch, dann langsamer ab bis auf Werte von 0,5 ng FT_4/dl.

Unter thyreosuppressiver Therapie mit Schilddrüsenhormon können Werte bis zu 3,0 ng/dl beobachtet werden, ohne daß eine hyperthyreote Stoffwechsellage vorliegt. Bei fehlenden klinischen Symptomen sollte die Dosierung unverändert beibehalten werden. Der Anstieg des FT_4-Spiegels ist oft ausgeprägter als derjenige des Gesamtthyroxinspiegels. Abbildung 25 stellt schematisch die Gesamt-T_4- und FT_4-Spiegel unter Behandlung mit steigenden Dosen von L-Thyroxin dar. In Unkenntnis der Medikamentenanamnese kann die isolierte Betrachtung der FT_4-Werte Anlaß zu Fehldeutungen geben bzw. eine ungerechtfertigte Erniedrigung der L-T_4-Dosis bei einer thyreosuppressiven Strumatherapie zur Folge haben.

Aus diesen Beobachtungen wird deutlich, daß das freie T_4 im Serum keine ausreichend fein differenzierende Stellgröße ist, um in schwierigen diagnostischen Grenzsituationen den entscheidenden Parameter darzustellen. Aufgrund theoretischer Überlegungen ist die freie Hormonkonzentration als Zwischenglied zwischen Schilddrüse und peripheren Körperzellen in hohem Maße auch von der Stoffwechselaktivität der peripheren Gewebe abhängig.

Bei der Bestimmung des FT_4 handelt es sich ebenso wie bei der Messung der Gesamthormone im Serum um einen Parameter, der außer von der thyreoidalen Sekretion und den Eiweißbindungsverhältnissen entscheidend vom Schicksal des Hormons in den peripheren Zellen mit Bindung, Abbau und Ausscheidung mitbestimmt wird. Nur im Fall der thyreoidal bedingten ausgeprägten Hyper- und Hypothyreose sind eindeutige Veränderungen der FT_4-Konzentrationen im Serum infolge vermehrter bzw. verminderter Sättigung der zellulären Bindungsstellen zu erwarten.

Insgesamt gelten viele Einschränkungen, die oben bei der Diskussion des Gesamt-T_4 besprochen wurden, auch für die Bestimmung des FT_4. Während bei

60

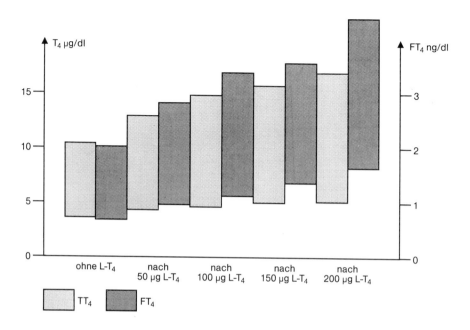

Abbildung 25:
Schematische Darstellung des TT_4- und FT_4-Anstiegs unter der Behandlung mit steigenden Dosen L-Thyroxin ($L-T_4$).

normaler Schilddrüsenfunktion das FT_4 im Serum überwiegend eine Resultante aus dem unterschiedlichen Stoffwechsel des Hormons in den verschiedenen peripheren Geweben darstellt und das freie T_4 als Reservoir für die Versorgung des intrazellulären Compartments angesehen werden kann, läßt sich bei primärer Änderung der Aktivität des intrazellulären Compartments und Euthyreose, z.B. bei physischer Aktivität, schwerer Krankheit, Streß, Medikamenteneinfluß, die Änderung der hormonellen Umsatzraten nicht sicher in einem geänderten FT_4-Spiegel ablesen. Auch ist der diagnostische Stellenwert des FT_4 bei nicht thyreoidal bedingten Erkrankungen noch näher zu analysieren.

Daher muß auch hinsichtlich einer Beurteilung des FT_4-RIA festgehalten werden, daß die FT_4-Bestimmung als alleiniger Parameter für die Funktionsdiagnostik von Schilddrüsenerkrankungen nicht ausreicht. Die größte diagnostische Bedeutung der FT_4-Bestimmung dient dem Ausschluß primärer Veränderungen einzelner oder aller Bindungsverhältnisse im Serum. Hierfür reichen jedoch auch die indirekten Parameter (s. 5.4.1.) aus. Sie stellen allerdings einen zusätzlichen Labortest dar.

Aus Gründen der Praktikabilität und Ökonomie setzt sich daher die Bestimmung des FT_4-RIA anstelle der Bestimmung des Gesamtthyroxins in Kombination mit einem indirekten FT_4-Index mehr und mehr als Basistest im Rahmen der Schilddrüsendiagnostik durch.

5.5. Gesamt-Trijodthyroninspiegel (T-T_3)

Die zusätzliche Bestimmung des zweiten Schilddrüsenhormons Trijodthyronin im Serum mit Hilfe eines Radioimmunoassays besitzt in erster Linie dann diagnostische Bedeutung, wenn eine gesteigerte Hormonproduktion nur in einer Erhöhung der T_3-Konzentration zum Ausdruck kommt.

Das Prinzip der Methode entspricht demjenigen, das für den T_4-RIA beschrieben wurde (Abbildung 15). Im T_3-RIA konkurrieren T_3, das von den Transportproteinen im Patientenserum durch Merthiolat freigesetzt wurde, und ^{125}J-T_3 um die Bindungsstellen eines spezifischen Antikörpers, der durch Immunisierung von Kaninchen mit einem T_3-Konjugat gewonnen wurde. Je mehr Trijodthyronin im Patientenserum vorhanden ist, desto weniger ^{125}J-T_3 wird von Antikörper gebunden.

Der Anteil an ungebundenem markiertem T_3 wird aus dem Reaktionsgemisch entfernt. An Hand einer Standardkurve, deren Werte durch Einsatz von Standards mit bekannten T_3-Konzentrationen ermittelt wurden, kann die T_3-Konzentration im individuellen Patientenserum ermittelt werden.

Normbereich: 80 bis 200 ng T_3/dl Serum
1,2 bis 3,1 nmol T_3/l Serum
(Umrechnung: ng/dl x 0,0154 = nmol/l)

In Abbildung 26 sind schematisch typische T_3-Ergebnisse dargestellt.

Erniedrigte T_3-Werte finden sich außer bei Hypothyreose auch bei chronisch schwerkranken und älteren Menschen mit verminderter Konversion von T_4 zu T_3, dem sog. Niedrig T_3-Syndrom meist mit Anstieg des r-T_3 (s. 5.5.2.). Erniedrigtes T_3 und gleichzeitig erniedrigtes T_4 werden bei Eiweißverlust und anderen schweren konsumierenden Erkrankungen beobachtet.

Bei der Hypothyreose finden sich jedoch nur zu einem geringen Teil eindeutig erniedrigte T_3-Werte im Serum, während die überwiegende Anzahl der Patienten niedrignormale T_3-Werte oder sogar kompensatorisch normale T_3-Werte aufweist, da in diesen Fällen die insufffiziente Schilddrüse durch die kompensatorische Mehrproduktion des jodärmeren, stoffwechselaktiveren T_3 eine euthyreote Stoffwechsellage aufrecht zu erhalten versucht.

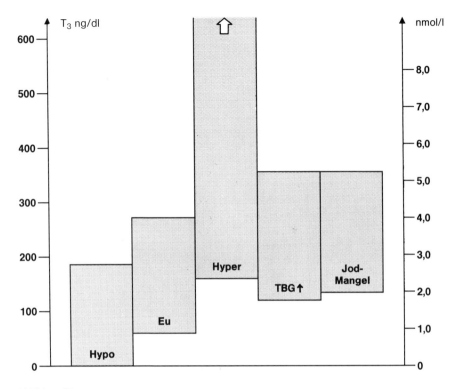

Abbildung 26:
Schematische Darstellung typischer T_3-Ergebnisse.

Weil der sog. „euthyreote Bereich" von 80 bis 200 ng T_3/dl Serum einen klinischen Begriff darstellt, unter dem neben euthyreoten Stoffwechselzuständen auch gestörte Schilddrüsenfunktionen (wie latente Hypothyreose, latente Hyperthyreose, kompensatorische T_3-Mehrproduktion bei Jodmangel, TBG-Vermehrung, behandelte Hypothyreose und behandelte Hyperthyreose) zusammengefaßt sind, muß ein normaler T_3-Spiegel nicht mit einer normalen Funktion der Schilddrüse gleichbedeutend sein.

Erhöhte T_3-Spiegel findet man regelmäßig bei einer Hyperthyreose. Die T_3-Werte steigen im Verhältnis zum T_4-Spiegel überproportional an. Bei 5 % bis 10 % der Patienten mit Hyperthyreose findet man ausschließlich eine Erhöhung des T_3-Spiegels mit normalen T_4-Werten (und normaler TBG-Bindungskapazität), sog. T_3-Hyperthyreosen (Abbildung 27). Isolierte T_3-Hyperthyreosen kommen im

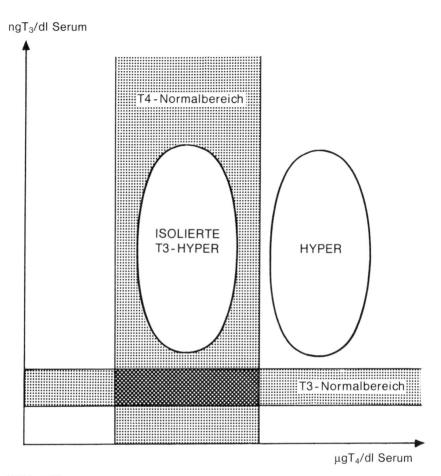

ngT₃/dl Serum

T4 - Normalbereich

ISOLIERTE
T3 - HYPER

HYPER

T3 - Normalbereich

µgT₄/dl Serum

Abbildung 27:
Schema der T_3- und T_4-Spiegel bei Hyperthyreosen.

Frühstadium der Hyperthyreose, gehäuft bei thyreoidalen Autonomien vor dem Übergang in eine manifeste T_4-Hyperthyreose vor.

Eine Erhöhung der T_3-Werte wird, wenn auch weniger ausgeprägt als beim T_4-Test, bei gestörter Hormonbindungskapazität beobachtet (Abbildung 26).

Kinder haben deutlich höhere T_3-Spiegel als Erwachsene. Es können etwa folgende Normbereiche angenommen werden:

Bei der Geburt	50 ± 18 ng T_3/dl Serum
24 bis 48 Stunden post partum	419 ± 460 ng T_3/dl Serum
1. Lebensjahr	163 ± 28 ng T_3/dl Serum
1.–6. Lebensjahr	162 ± 31 ng T_3/dl Serum
7.–12. Lebensjahr	147 ± 32 ng T_3/dl Serum
13.–17. Lebensjahr	135 ± 35 ng T_3/dl Serum

Wie der T_4-Spiegel ist auch der T_3-Spiegel während der gesamten Schwangerschaft erhöht.

Im Alter sinkt der T_3-Spiegel ab, wobei der Abfall vorwiegend begleitenden Erkrankungen zuzuschreiben ist. Der diagnostisch relevante obere T_3-Normwert sollte bei Frauen jenseits des 75. Lebensjahres um 10 %, bei Männern um 20 % niedriger als der bei jüngeren Erwachsenen angesetzt werden. Ursache ist neben der reduzierten thyreoidalen T_3-Produktion eine verminderte Dejodierung von T_4 sowohl in der Schilddrüse als in der Körperperipherie.

Bei thyreosuppressiver Therapie mit reinem L-Thyroxin liegen bei ausreichender Dosierung die T_3-Spiegel (im Gegensatz zu den Spiegeln des Gesamt- und des freien Thyroxins) (Abbildung 25) im Bereich der Norm. Die T_3-Bestimmung hat sich daher als außerordentlich wertvoll erwiesen für die Verlaufsuntersuchung, sowohl im Rahmen der Behandlung mit L-Thyroxin wegen blander Struma als auch im Rahmen der Verlaufsbeobachtung thyreostatisch behandelter Basedow-Hyperthyreosen. Einmal kann die T_3-Bestimmung Thyroxinüberdosierungen erkennen lassen, zum anderen kann eine isolierte T_3-Erhöhung im Rahmen der Hyperthyreosebehandlung Ausdruck einer persistierenden Hyperthyreose bzw. eines Hyperthyreoserezidivs sein.

Eine mögliche Fehlerquelle sind wie beim T_4-RIA im Serum vorhandene Antikörper gegen T_3, die den T_3-Spiegel erhöhen oder je nach Trenntechnik ganz auf den Wert 0 erniedrigen können (S. 5.7.4.).

Trotz der aufgeführten klinischen und methodischen Fehlerquellen wird die radioimmunologische T_3-Bestimmung zunehmend sowohl bei der Erstabklärung als auch bei der Verlaufskontrolle von Schilddrüsenerkrankungen, vor allem für die Suche nach Fällen von isolierter T_3-Hyperthyreose wie auch die medikamentöse Einstellung bei der Behandlung verschiedener Schilddrüsenerkrankungen eingesetzt. Aber auch die T_3-Bestimmung ist niemals als alleiniger Test ausreichend.

5.5.1. Reverse-T_3 (r-T_3)

Durch eine bedarfsgerechte Regulation der Biotransformation von T_4 zu T_3 ist der Organismus in der Lage, das für die Stimulation der schilddrüsenhormonabhängigen Stoffwechselvorgänge benötigte aktive Hormon T_3 bereitzustellen oder – bei geringerem Bedarf an aktivem Schilddrüsenhormon – die Monodejodierung von T_4 zu inaktivem r-T_3 zu lenken (Abbildung 5). Eine der wichtigsten Erkenntnisse der letzten Jahre ist, daß bei extrathyreoidalen Erkrankungen des Gesamtorganismus oder einzelner parenchymatöser Organe die T_3-Konzentration plötzlich absinken und die Konzentration von r-T_3 fast spiegelbildlich ansteigen kann. Die Gesamt-Thyroxinkonzentration ist dabei meist normal.

Erst bei schwersten extrathyreoidalen Erkrankungen kann auch das T_4 absinken, wobei wiederum das freie T_4 noch lange normal und sogar erhöht ist. Dieses „Niedrig-T_3-Syndrom" tritt in der Neugeborenen-Phase, im Alter bei Begleiterkrankungen, während Fastens mit Kohlenhydratentzug, bei Lebererkrankungen und unter dem Einfluß verschiedener Medikamente (Corticoide, Antiarrhythmika, Beta-Rezeptorenblocker) auf.

Das r-T_3 wird als Regulator für die T_4-Dejodierung angesehen. Es wird mit Hilfe eines Radioimmunoassays bestimmt.

Im r-T_3-RIA konkurrieren r-T_3 aus dem Patientenserum und ^{125}J-markiertes r-T_3 um die Bindungsstellen eines pezifischen Antikörpers. Je mehr r-T_3-Patientenserum vorhanden ist, desto weniger ^{125}J-r-T_3 wird vom Antikörper gebunden (s. Abbildung 15).

Mit Hilfe eines zweiten Antikörpers wird das vom ersten Antikörper gebundene r-T_3 ausgefällt. Das im Überstand befindliche, nicht gebundene r-T_3 und die am Antikörper befindliche Radioaktivität werden gemessen. Anhand einer Standardkurve, deren Werte durch Einsatz bekannter r-T_3-Konzentrationen ermittelt wird, kann die r-T_3-Konzentration im individuellen Patientenserum ermittelt werden.

Normbereich: 10 bis 40 ng r-T_3/dl Serum
0,15 – 0,54 nmol/l Serum
(Umrechnung: ng/dl × 0,0154 = nmol/l)

Im Gegensatz zum T_3 wurden altersabhängige Veränderungen der r-T_3-Werte bei Gesunden nicht beobachtet, so daß die r-T_3-Konzentrationen nach dem ersten Lebensmonat bis zum Greisenalter konstant bleiben. Der im Alter beobachtete Anstieg der r-T_3-Konzentration dürfte ebenso wie der Abfall der T_3-Konzentration Ausdruck einer nichtthyreoidalen Krankheit, aber nicht Ausdruck des Alters sein. Möglicherweise ist die r-T_3-Bildung auf Kosten der normalen T_3-Synthese Ausdruck einer Umschaltung des Organismus auf „Spargang".

Der Quotient aus $T_3/r\text{-}T_3$ kann ein wertvoller Parameter sein, um eine Verschlechterung des Krankheitszustandes bei schweren extrathyreoidalen Allgemeinerkrankungen vor und während der Erkrankung sowie unter Therapie zu verfolgen. Sein Normalbereich liegt zwischen 5 und 8. Bei niedrigem $T_3/r\text{-}T_3$-Quotienten ist die Prognose kritisch. Wenn auch bei schweren extrathyreoidalen Allgemeinerkrankungen durch die Bestimmung des $r\text{-}T_3$ eine prognostische Aussage über den Ausgang der Erkrankung möglich ist, so hat die Messung des $r\text{-}T_3$-Spiegels im Serum in der allgemeinen Schilddrüsen-Routinediagnostik keine wesentliche Bedeutung.

5.5.2. Freies T_3 (FT$_3$)

Ähnlich wie die radioimmunologische Bestimmung des freien Thyroxins beginnt jetzt auch die Möglichkeit, das freie Trijodthyronin im Serum radioimmunologisch bestimmen zu können, zunehmend diagnostisch bedeutsam zu werden, da die Höhe des freien T_3 im Serum ebenso wie die des Gesamt-T_3 infolge der vorwiegend intrazellulären Verteilung dieses Hormons noch weit stärker als die des freien T_4 vom Funktionszustand der peripheren Gewebe abhängt.

Andererseits kommt der Bestimmung des freien T_3 auch bei Veränderungen der Bindungsproteine nicht die diagnostische Bedeutung zu, wie der des freien T_4, da das freie T_3 infolge der im Vergleich zu T_4 etwa zehnfach schwächeren Bindung an Serumproteine durch primäre Bindungsproteinveränderungen wesentlich geringer in seiner Höhe beeinflußt ist.

Das freie Trijodthyronin kann auf verschiedene Weise gemessen werden. Neben Dialyseverfahren ist es möglich, das freie Hormon an eine konstante Menge Sephadex aus dem Serum zu adsorbieren und nach Elution von den Säulen radioimmunologisch zu messen.

In einem neueren FT$_3$-RIA wird ein ^{125}-J-markiertes T_3-Derivat von hoher spezifischer Radioaktivität als Antigen eingesetzt, das mit den im Serum enthaltenen Bindungsproteinen nicht reagiert. Das FT$_3$ und das T_3-Derivat reagieren jedoch gleichgut mit dem im Test benutzten spezifischen Antikörper und stehen im Wettbewerb um eine begrenzte Anzahl von Bindungsplätzen.

Normbereich: 3,0 bis 6,0 pg/ml Serum
                      4,7 bis 9,2 pmol FT$_3$/l Serum
                      (Umrechnung: pg/ml $\times$ 1,54 = pmol/l)

Bei Hyperthyreosen zeigt die FT_3-Bestimmung nahezu immer pathologisch erhöhte Resultate. Sie sind somit ein sicheres Ergebnis für den Nachweis einer Hyperthyreose. Extrathyreoidale Erkrankungen gehen häufig mit erniedrigten Gesamt-T_3-Spiegeln einher, ein entsprechendes Absinken der FT_3-Konzentration ist zu erwarten. Ebenso wie die Gesamt-T_3-Spiegel sind bei Hypothyreosen oftmals die FT_3-Spiegel erniedrigt. Hieraus läßt sich jedoch keine sichere diagnostische Information ableiten. Wie die FT_4-Werte fallen auch die FT_3-Werte mit fortschreitender Schwangerschaft, insbesondere im zweiten und dritten Trimenon, ab. Die Ursache für diesen Verlauf der freien Schilddrüsenhormonspiegel ist in einem überschießenden Anstieg der TBG-Spiegel – vor allem in der zweiten Schwangerschaftshälfte – zu suchen, welcher nur unvollständig durch eine kompemsatorische Schilddrüsenhormonproduktion ausgeglichen wird. Hieraus resultiert nach der Massenwirkungsbeziehung ein verminderter Anteil an freien Schilddrüsenhormonen im Serum.

Für die Zukunft bleibt abzuwarten, ob durch den erweiterten Einsatz des FT_3 bisher ungelöste Probleme geklärt werden können.

5.6. Thyreoidea-stimulierendes Hormon (TSH)

Die Bedeutung der Bestimmung des thyreotropen Hormons TSH wäre sicherlich wesentlich geringer, wenn nicht das Thyreotropin-Releasing-Hormon TRH entdeckt worden wäre. Denn die radioimmunologische Bestimmung des TSH ist im Bereich normaler und subnormaler Spiegel heute noch relativ ungenau.

Das Prinzip der TSH-Bestimmung entspricht derjenigen des T_4-Radioimmunoassay (Abbildung 15). Bei dem TSH-RIA konkurrieren TSH aus dem Patientenserum und ^{125}J-markiertes TSH um die Bindungsstellen eines spezifischen Antikörpers. Je mehr TSH im Patientenserum vorhanden ist, desto weniger ^{125}J-TSH wird vom Antikörper gebunden. Durch eine „kalte" Vorinkubation des TSH mit dem Antiserum in Abwesenheit von ^{125}J-TSH wird die Empfindlichkeit der Bestimmung gesteigert. Mit Hilfe eines zweiten Antikörpers wird das vom ersten Antikörper gebundene TSH ausgefällt. Der gebundene, radioaktiv markierte Anteil des TSH wird gemessen. An Hand einer Standardkurve, deren Werte durch Einsatz von Standards mit bekannten TSH-Konzentrationen ermittelt werden, kann die betreffende TSH-Konzentration des Patientenserums ermittelt werden.

Für die Bestimmung des TSH im Vollblut von Neugeborenen im Rahmen des Hypothyreose-Screenings wurden spezielle Reagenziensätze entwickelt, die von einer geringen Menge Vollblut, das auf Filterpapier aufgetropft wird, ausgehen. Das Prinzip des Verfahrens ist ähnlich.

Normbereich: 0,6 bis 3,5 mU TSH/l Serum

Im Rahmen des Neugeborenen-Screenings ist bei Werten unter 20 mU TSH/l Serum mit großer Wahrscheinlichkeit eine primäre Hypothyreose auszuschließen. Werte über 100 mU/l weisen auf das Vorliegen einer Hypothyreose hin. Es wird empfohlen, bei Werten zwischen 20 und 100 mU/l die TSH-Bestimmung aus dem Serum, gegebenenfalls in Verbindung mit weiteren Schilddrüsenparametern, zu wiederholen, zumal postpartal ein Anstieg der TSH-Serumkonzentration beobachtet werden kann, der am Ende der ersten Lebenswoche in den Normalbereich für Erwachsene abfällt. Aus diesem Grund wird das Hypothyreose-Screening bei Neugeborenen am fünften Tag nach der Entbindung zusammen mit dem Guthrie-Test auf Phenylketonurie durchgeführt.

Die basalen TSH-Konzentrationen liegen bei Erwachsenen zwischen dem 20. und 50. Lebensjahr höher als bei älteren Patienten, jedoch ist keine sichere Altersabhängigkeit der TSH-Werte nachzuweisen. Ebenso finden sich keine sicheren Veränderungen des TSH-Spiegels während der Schwangerschaft.

Ein TSH-Radioimmunoassay kann nur dann als ausreichend empfindlich bezeichnet werden, wenn die untere Nachweisgrenze der Methode besser als 1 mU TSH/l Serum ist. Mit Serumspiegeln oberhalb 0,4 mU TSH/l Serum kann fast sicher ein positiver TRH-Test (s. 5.6.1.) erwartet werden, während Basalwerte unterhalb von 0,6 mU TSH/l Serum fast ausschließlich bei negativen TRH-Testen festgestellt werden.

Aufgrund der heute zur Verfügung stehenden TSH-RIA-Verfahren gelingt es jedoch nicht sicher, die diagnostischen und therapiebezogenen Aussagen des TRH-Testes bereits durch Bestimmung des basalen TSH-Spiegels im Serum zu erhalten, da der basale TSH-Spiegel statistisch noch nicht sicher zwischen Normalwerten und erniedrigten Werten bei hyperthyreoten Zuständen unterscheidet. Durch verbesserte Technik ist jedoch eine verbesserte Diskriminierung zu erwarten.

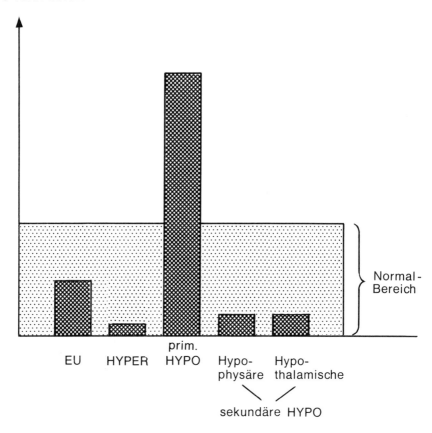

mU TSH/l Serum

Normal-Bereich

EU HYPER prim. HYPO Hypo-physäre Hypo-thalamische

sekundäre HYPO

Abbildung 28:
Typische Ergebnisse der TSH-Bestimmung im Serum.

Bei der primären, d.h. thyreogenen Hypothyreose ist der TSH-Spiegel erhöht (Abbildung 28). Die alleinige radioimmunologische Bestimmung des TSH-Spiegels im Serum hat daher bisher vor allem für die Diagnostik der primären konatalen Hypothyreose im Rahmen des Hypothyreose-Massenscreenings bei Neugeborenen, das in der Bundesrepublik gesetzlich eingeführt und mit dem Verfahren zur Früherkennung der Phenylketonurie organisatorisch kombiniert wurde, Bedeutung. Geringere Aussagekraft hat der TSH-Basalwert für den Nachweis einer Hypothyreose im Erwachsenenalter.

5.6.1. Stimulationstest mit Thyreotropin-Releasing Hormon (TRH-Test)

Da die Wechselwirkung zwischen Hypophysenvorderlappen und Schilddrüse wohl der wichtigste Mechanismus für eine längerfristige Homöostase zwischen Produktion und Verbrauch von Schilddrüsenhormonen darstellt und das Thyreotropin-Releasing-Hormon TRH, das über das portale System aus dem Hypothalamus in den Hypophysenvorderlappen eingeschleust wird, die Synthese wie Sekretion von TSH moduliert (Abbildung 8), hat die Bestimmung des TSH-Spiegels im Serum vor und nach Stimulation mit TRH zentrale Bedeutung im Rahmen der Diagnostik von Schilddrüsenfunktionsstörungen gewonnen. Der TRH-Test hat sich zum wichtigsten und empfindlichsten Schilddrüsenfunktionstest entwickelt.

Das entscheidende Kriterium, welches den TRH-Test in seiner Aussagekraft über alle anderen Laboruntersuchungen für die Schilddrüsendiagnostik stellt, ist der Umstand, daß dieser Test keine Absolutwerte verlangt, sondern als qualitativer Test die häufigste Fragestellung: „Hyperthyreose oder Euthyreose" zu beantworten vermag.

Beim TRH-Test werden 200 µg – besser 400 µg – Thyreotropin-Releasing-Hormon (TRH) (bei Kindern 7 µg TRH/kg Körpergewicht) intravenös injiziert. Darauf kommt es zu einer TSH-Ausschüttung, die nach 30 min ihr Maximum erreicht. Bei der Testbeurteilung wird der TSH-Anstieg dem TSH-Basalwert gegenübergestellt.

Der Test ist auch durch orale TRH-Stimulation möglich, wobei dem nüchternen Patienten 40 mg TRH in Tablettenform verabreicht werden. Die zweite Blutentnahme erfolgt hierbei nach drei bis vier Stunden.

Normbereich: TSH-Anstieg beim i. v. TRH-Test
2 bis 25 mU/l Serum
TSH-Anstieg beim oralen TRH-Test
2 bis 30 mU/l Serum

Man ist übereingekommen, für einen normalen, positiven TRH-Test einen Anstieg des TSH von mindestens 2,0 mU/l Serum zu fordern. Der Anstieg soll beim i.v.-Test nicht über 25 mU/l, beim oralen Test nicht über 30 mU/l hinausgehen.

In Abbildung 29 sind typische Ergebnisse des TRH-Testes schematisch dargestellt.

Ein TSH-Basalwert unter 0,6 mU/l und Anstieg des TSH nach TRH um mindestens 2, höchstens 25 (beim oralen Test 30) mU/l findet sich bei einer ungestörten Schilddrüsenfunktion unter Ausschluß auch einer latenten Funktionsstörung der Schilddrüse.

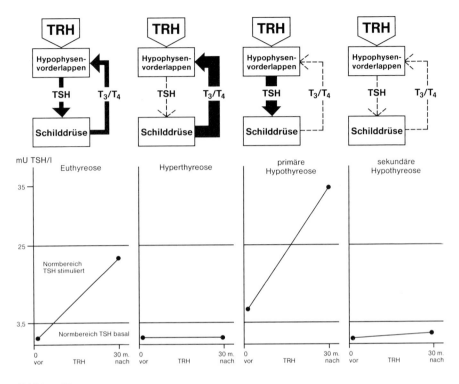

Abbildung 29:
Verhalten des TSH vor und nach TRH-Stimulation bei verschiedenen Schilddrüsenfunktionsstörungen.

Ein TSH-Basalwert unter 0,6 mU/l und ein fehlender TSH-Anstieg nach TRH-Stimulation findet sich bei klinischer Euthyreose mit normalen T_4- und T_3-Spiegeln im Serum als Frühform einer Hyperthyreose mit Störung des Regelkreises Hypophyse-Schilddrüse, bei klinisch manifester Hyperthyreose mit erhöhtem T_3- und/oder T_4-Spiegel sowie unter ausreichender thyreosuppressiver Behandlung mit Schilddrüsenhormonen.

Eine Inhibition mit eingeschränktem, zum Teil auch fehlenden TSH-Anstieg nach TRH-Gabe ist auch zu beobachten bei Cushing-Syndrom bzw. Corticoidtherapie, endokriner Orbitopathie mit Euthyreose, schweren konsumierenden Erkrankungen, Niereninsuffizienz, Leberzirrhose, endogener Depression, Anorexia nervosa, Akromegalie. In diesen Fällen ist die TSH-Antwort auf TRH gedämpft, oft jedoch noch ausreichend. Bei geringer TSH-Antwort kann der orale Stimulationstest, vor allem bei älteren Patienten, positiv ausfallen. Einzuwenden ist allerdings, daß bei älteren „Non-Respondern" durch die stärkere TRH-Stimulation beim oralen Test letztlich eine Verringerung der Sensitivität des TRH-Testes erreicht wird. Wenn ein Patient mit nodöser Struma aufgrund beginnender Autonomie einen ungenügenden TSH-Anstieg im intravenösen TRH-Test zeigt, so kann bei maximaler Stimulation im oralen TRH-Test bei einem solchen Patienten noch ein positiver Test erzielt werden.

Für die Praxis empfiehlt es sich daher, den zeitlich aufwendigeren oralen Test nur für fraglich negative Ergebnisse bei primärer Anwendung des rationelleren intravenösen TRH-Testes durchzuführen.

Normale Ausgangswerte und ein erhöhter TSH-Anstieg über 25 mU/l Serum finden sich bei latenter Hypothyreose mit noch normalen T_3-und /oder T_4-Werten, z. B. bei Jodfehlverwertung, extremem Jodmangel, im Frühstadium einer chronischen Thyreoiditis oder reaktiv bis zu sechs Monaten nach Absetzen einer thyreosuppressiven Therapie.

Erhöhte Ausgangswerte und ein überhöhter TSH-Anstieg finden sich bei manifester Hypothyreose mit erniedrigtem T_4- und evtl. auch T_3-Spiegel.

Normale Ausgangswerte und kein signifikanter TSH-Anstieg finden sich schließlich bei der seltenen sekundären, d.h. hypophysären Hypothyreose (Abbildung 29).

Bei Schilddrüsenpatienten wurden bisher keine gravierenden Nebenwirkungen bei der Anwendung des TRH-Testes beschrieben, abgesehen von flüchtigen Reaktionen in Form von Wärme- und Hitzegefühl (wie bei Kalzium-Injektionen), Übelkeit, Herzklopfen, Schwindel, zerebralem Druckgefühl sowie Harndrang. Schwere Nebenwirkungen traten nur bei wenigen Patienten mit großen Hypophysenvorderlappen-Adenomen auf. Die Inzidenz dieser schweren Nebenwirkungen beträgt etwa einen Fall auf 10 000 TRH-Anwendungen, eine Inzidenz, die bei einem so wichtigen diagnostischen Test durchaus tolerabel erscheint.

Gegen die Durchführung des TRH-Testes während einer Schwangerschaft bestehen keine grundsätzlichen Bedenken. Bei Patientinnen mit starker Übelkeit oder Tendenz zur Hyperemesis sollte man jedoch zurückhaltend sein. Die Ergebnisse des Testes werden durch die Schwangerschaft nicht verändert.

Da bei alten Patienten der TSH-Anstieg 30 min nach intravenöser TRH-Stimulation gering ist und zum Teil ausbleibt, empfiehlt sich in fraglichen Fällen die Wiederholung des Testes nach oraler TRH-Stimulation.

Der klinisch wichtigste Anwendungsbereich des TRH-Testes ist der Ausschluß bzw. Nachweis einer Schilddrüsenüberfunktion, wobei hier jegliche Art von Hyperthyreose gemeint ist. Eine Schilddrüsenüberfunktion mit einem positiven TRH-Test wurde bisher nicht beschrieben. Ein positiver TRH-Test schließt bei einer unklaren klinischen Situation die Verdachtsdiagnose „Schilddrüsenüber-funktion" mit größter Wahrscheinlichkeit aus. Man sollte es sich deshalb zur Regel machen, jede Hyperthyreose durch einen negativen TRH-Test abzusichern, da erhöhte periphere Schilddrüsenhormonparameter, wie ausführlich besprochen, durch zahlreiche extrathyreoidale Situationen, vor allem eine Änderung der Trägerproteine für die Schilddrüsenhormone im Serum bedingt sein können, ohne daß eine hyperthyreote Stoffwechsellage vorliegt.

Auf der anderen Seite ist keineswegs jeder negative TRH-Test gleichbedeutend mit einer Hyperthyreose. Eine Beeinflussung des TRH-Testes durch eine Vielzahl von Medikamenten ist heute kaum mehr übersehbar. Jedoch kommt es durch die Medikamenteneinflüsse, die den TRH-Test variieren können, wegen des qualitativen Charakters der TSH-Antwort in der Regel nicht zu Fehlinterpretationen.

Während oder bis zu sechs Monaten nach der Behandlung von Hyperthyreosen hat der TRH-Test keine Aussagekraft. Nach suppressiver Vorbehandlung mit Schilddrüsenhormonen ist die Durchführung eines TRH-Testes erst nach einem etwa sechswöchigen therapiefreien Intervall sinnvoll.

Die Hauptindikation hat der TRH-Test bei der Diagnose klinisch noch nicht manifester Krankheitsbilder wie der latenten Hyperthyreose bzw. der latenten Hypothyreose. Besonders in endemischen Kropfgebieten finden sich negative TRH-Teste in bis zu 40% der Fälle bei Patienten mit Struma und klinisch euthyreoter Stoffwechsellage auch dann, wenn szintigraphisch kein autonomes Gewebe nachzuweisen ist. Die Ursache liegt wahrscheinlich in autonomen Mikroadenomen, in deren Frühstadium der TRH-Test noch positiv ausfallen kann.

Abschließend ist anzumerken, daß vorausgegangene TRH-Teste einen Wiederholungstest innerhalb der ersten acht bis zehn Tage inhibieren können, da offensichtlich die Resynthese des TSH verzögert ist. Wiederholungsteste sollten erst nach einem mindestens zehntägigen Intervall erfolgen.

Eine Ferndiagnostik durch Zusendung von TSH-Testseren, die vor und nach TRH-Stimulation abgenommen wurden, bedeutet für die ambulante Diagnostik niedergelassener Ärzte eine enorme Erleichterung. Besonders in dieser Anwendungsweise bewährt sich der TRH-Test als Screening-Test, welcher in der überwiegenden Zahl der Fälle eine Schilddrüsenfunktionsstörung ausschließt. Im Falle eines pathologischen Resultates (negativer TRH-Test oder auf Hypothyreose verdächtige TSH-Erhöhung) steht das Null-Serum für den Nachweis oder die Quantifizierung einer Störung zur Verfügung. Der TRH-Test stellt ein engmaschigeres Sieb als die Bestimmung der Schilddrüsenhormonspiegel im Serum dar und wird daher zunehmend für den Ausschluß von Schilddrüsenerkrankungen eingesetzt.

5.7. Schilddrüsenantikörper

Ohne die Bestimmung von Schilddrüsenantikörpern im Serum bleibt die Differentialdiagnose von Schilddrüsenerkrankungen in vielen Fällen unvollständig. Vor allem bei hyper- und atrophischen Autoimmunthyreoiditiden und M. Basedow, aber auch bei der blanden Struma, der Thyreoiditis de Quervain und dem Schilddrüsenkarzinom lassen sich Schilddrüsenantikörper in unterschiedlicher Titerhöhe nachweisen.

5.7.1. Thyreoglobulin-Antikörper (TAK)

Antigen ist das Thyreoglobulin. Für den Nachweis der Thyreoglobulin-Antikörper stehen verschiedene Verfahren zur Verfügung. Am weitesten verbreitet ist der Hämagglutinationstest, bei dem mit Thyreglobulin beladene, mit Tannin vorbehandelte Schafs- oder Truthahnerythrozyten bei Vorhandensein von Antikörpern im Patientenserum agglutinieren.

Neuerdings stehen auch radioimmunologische Nachweismethoden zur Verfügung, bei denen die Serumprobe in Thyreoglobulin-beschichtete Plastiktestrährchen pipettiert wird, so daß sich etwa vorhandene Thyreoglobulin-Antikörper an die Röhrchenwand binden können. Nach Entfernung des Probenüberschusses wird ^{125}Jod-markiertes Thyreoglobulin zugegeben, welches sich an die wandfixierten Antikörper bindet. Die Menge gebundener Radioaktivität hängt von der Menge des gebundenen Antikörpers, d.h. von seiner ursprünglichen Konzentration ab.

Die Empfindlichkeit der radioimmunologischen Bestimmungsmethoden für Thyreoglobulin-Antikörper liegt über derjenigen des Hämagglutinationstestes, d.h. der RIA erfaßt niedrige Titer besser.

Normbereich: Thyreoglobulin-Antikörpertiter 1:100
Beim RIA-Test: Thyreoglobulin-Antikörpertiter unter 1:1000

Hohe Titer des Thyreoglobulin-Antikörpers (bei gleichzeitiger Erhöhung der mikrosomalen Antikörper, s. 5.7.2.) sprechen für eine Autoimmunthyreoiditis, sowohl für die Struma lymphomatosa Hashimoto als auch für die atrophische Verlaufsform. Hohe Titer von Antikörpern gegen Thyreoglobulin (bei niedrigen Titern gegen das Mikrosomen-Antigen) werden als typisch für die fibröse Verlaufsform der Struma lymphomatosa Hashimoto angesehen. Niedrige Antikörpertiter schließen eine Autoimmunthyreoiditis nicht aus. Sie kommen in bis zu 6 % der Fälle bei „scheinbar" Schilddrüsenkranken vor, vor allem bei älteren weiblichen Patienten.

Thyreoglobulin-Antithyreoglobulin-Komplexe kommen neben der Autoimmun-thyreoiditis auch beim M. Basedow, endokriner Orbitopathie und zum Teil auch bei Gesunden vor.

5.7.2. Mikrosomale Antikörper (MAK)

Antikörper gegen mikrosomale Antigene der menschlichen Schilddrüsenfollikel-zellen werden ebenfalls wie die Thyreoglobulin-Antikörper entweder mit Hämag-glutinationstesten oder mit Radioimmunoassays nachgewiesen. Die Hämagglu-tinationsteste zum Nachweis mikrosomaler Antikörper sind sensitiver als die-jenigen zum Nachweis von Thyreoglobulinantikörpern.

Im Hämagglutinationstest werden mit Tannin vorbehandelte Schafs- oder Trut-hahnerythrozyten, die mit mikrosomalem Antigen beladen sind, mit dem Patien-tenserum zusammengebracht. Bei Vorhandensein von mikrosomalen Antikör-pern agglutinieren die mit mikrosomalem Antigen beladenen Erythrozyten. Im niedrigen Bereich kann ein Blockierungsphänomen beobachtet werden, so daß eine sichere Aussage „negativ" nur getroffen werden kann, wenn das Serum auch in hoher Verdünnung untersucht wird.

Die Ergebnisse der radioimmunologischen Bestimmungen mikrosomaler Schild-drüsenantikörper entsprechen in etwa denjenigen, die mit dem Hämagglutina-tionstest gewonnen werden.

Normbereich: Mikrosomale Antikörper: Titer unter 1:100

Hohe Titer sowohl der Thyreoglobulin- als auch der mikrosomalen Antikörper finden sich bei einer Autoimmunthyreoiditis, sowohl bei der Struma lymphoma-tosa Hashimoto als auch bei der atrophischen Verlaufsform. Niedrige Titer gegen das Mikrosomenantigen (bei hohen Titern von Antikörpern gegen Thyreoglobu-lin) werden als charakteristisch für die fibröse Verlaufsform der Struma lympho-matosa Hashimoto angesehen, während bei der häufigeren hyperzellulären Variante die mikrosomalen Antikörper überwiegen.

Die Empfehlung, sowohl Thyreoglobulin- als auch mikrosomale Antikörper routinemäßig zu bestimmen, begründet sich auf Befunde, nach denen bei der Struma lymphomatosa Hashimoto, der thyreogenen Hypothyreose und der Hyperthyreose mikrosomale Antikörper vorliegen können, während die Thyreo-globulin-Antikörper fehlen, so daß mit der alleinigen Testung auf Thyreoglobulin-Antikörper ein Autoimmunprozeß im Bereich der Schilddrüse oft nicht erkannt werden kann. Aus der unterschiedlichen Titerhöhe ergeben sich differential-diagnostische Rückschlüsse bei Struma lymphomatosa Hashimoto, der Differentialdiagnose gegenüber blander Struma, Basedow-Hyperthyreose und für den Nachweis einer begleitenden Autoimmunthyreoiditis bei anderen Autoimmunerkrankungen.

5.7.3. Antikörper gegen den TSH-Rezeptor (TBl Ab)

So wie bereits für die Differentialdiagnose zwischen M. Basedow und thyreoidaler Autonomie der Nachweis von Thyreoglobulin- und Mikrosomen-Antikörpern nützlich sein kann, der nur bei der Basedow-Hyperthyreose in der überwiegenden Zahl der Fälle positiv ausfällt, gelingt es neuerdings, die schilddrüsenstimulierenden Antikörper (TBl Ab) im Serum von Patienten mit Basedow-Hyperthyreose nachzuweisen.

Diese stimulierenden Antikörper setzen eine Reihe von zellulären Reaktionen in Gang, die denen auf das hypophysäre TSH gleichen, woraus letztlich sowohl eine vermehrte Schilddrüsenhormonsynthese und -sekretion als auch eine Zellhypertrophie und Organhyperplasie resultieren.

Das Meßprinzip entspricht einem Radiorezeptorassay und beruht auf der Verdrängung von radioaktiv markiertem TSH aus seinen Bindungsplätzen an den zellulären TSH-Rezeptoren und deren kompetitiver Besetzung durch bindende Immunglobuline.

Die Bestimmungsmethoden der schilddrüsenstimulierenden Immunglobuline sind vielfältiger Art.

Die Messung der Basedow-spezifischen Antikörper mit Hilfe des Radio-Liganden-Rezeptorassays kann eine Hilfe sein bei der

– Abgrenzung von Immunhyperthyreose und Schilddrüsenautonomie,

– Erkennung einer Remission der Schilddrüsenüberfunktion,

– Erkennung von besonders rezidivgefährdeten Patienten schon vor Therapie.

Bei der Abgrenzung der Autoimmunhyperthyreose von der (disseminierten) Schilddrüsenautonomie kann die Antikörperbestimmung zusammen mit anderen Kriterien eine gewisse Hilfestellung leisten: Bei einem positiven Antikörpernachweis kann das Vorliegen einer Basedow-Hyperthyreose angenommen werden, ein negativer Befund schließt jedoch das Vorliegen einer Basedow-Hyperthyreose nicht aus.

Die Antikörperbestimmung kann mit einiger Sicherheit anzeigen, ob unter thyreostatischer Therapie eine Remission erfolgte: Konnten vor Therapie oder während der Therapie bei den Patienten Antikörper-positive Befunde erhoben werden, spricht das Verschwinden der Antikörperaktivität für das Eintreten einer Remission. Es muß jedoch betont werden, daß in einzelnen Fällen ein Persistieren der Antikörperaktivität trotz Eintretens einer Remission vorliegen kann und daß andererseits das Verschwinden der Antikörperaktivität nicht immer eine Remission anzeigen muß. Die Gründe für diese begrenzte Aussagefähigkeit der Antikörperbestimmung liegen wahrscheinlich darin, daß erstens der Radio-Liganden-Rezeptorassay neben den stimulierenden auch blockierende Antikörper erfaßt und daß zweitens neben den stimulierenden Antikörpern auch Basedow-spezifische Lymphozyten direkt die Schilddrüsenzellen aktivieren können. Diese Faktoren erklären, daß wahrscheinlich auch bei Patienten mit mehrfacher Hyperthyreose zum Zeitpunkt des erstmaligen Auftretens der Erkrankung nur in 70 % der Untersuchungen ein positiver Antikörpernachweis gelang.

Ein klinisch besonders wichtiges Ziel ist die schon vor Therapie erfolgende Erkennung der Patientengruppen, die besonders rezidivgefährdet sind: Bei dieser Fragestellung kann die Antikörperbestimmung nur in Kombination mit einer HLA-Typisierung einen bestimmten Beitrag leisten. Nach den Untersuchungsergebnissen mehrerer Arbeitsgruppen scheinen Patienten, die das HLA-Merkmal DR 3 aufweisen und zugleich aufgrund des Vorliegens einer Orbitopathie und/oder eines Antikörpernachweises sicher als Basedow-Patienten einzuordnen sind, besonders rezidivgefährdet zu sein. Weitere Untersuchungen sprechen dafür, daß Patienten mit dem HLA-Merkmal DR 5, aber ohne Orbitopathie und ohne Antikörpernachweis ebenfalls stärker rezidivgefährdet sind als andere Patientengruppen; auch diese letztere Patientengruppe ist wahrscheinlich trotz des Fehlens des Antikörpernachweises dem Formkreis der Autoimmunerkrankung zuzurechnen.

5.7.4. Antikörper gegen die Schilddrüsenhormone T_3 und T_4

Obwohl schon lange bekannt, finden Antikörper gegen T_3 und T_4 erst stärkere Beachtung, seit die in den Abschnitten 5.2. und 5.5. beschriebenen radioimmunologischen Bestimmungen zur Messung des Gesamtthyroxin- und Gesamttrijodthyroninspiegels in weitem Umfang zur Schilddrüsenfunktionsdiagnostik eingesetzt werden.

Bei diesen Bestimmungen können, wie bereits erwähnt, Schilddrüsenhormon-Antikörper als Störfaktoren auftreten.

Je nach RIA-System ergeben sich falsch niedrige oder falsch hohe T_3- oder T_4-Werte. Besteht eine Diskrepanz zwischen den gemessenen Schilddrüsenhormonspiegeln, dem TRH-Test und dem klinischen Bild, so ist an das Vorliegen endogener Hormonantikörper zu denken.

Eine hohe unspezifische Bindung im T_3- oder T_4-RIA läßt schon an das Vorhandensein von Schilddrüsenhormon-Antikörpern im Serum denken, der spezielle Nachweis kann radioimmunologisch durch Zugabe von radioaktiv markiertem T_3 oder T_4 zum Serum und anschließende Trennung von freiem und antikörpergebundenen ^{125}J-T_3 oder ^{125}J-T_4 erbracht werden.

Auch durch einfache Intrakutantestung am Patienten mit löslichem T_3 oder T_4 können Hormonantikörper nachgewiesen werden, da es sechs bis acht Stunden nach der intrakutanen Injektion bei Vorliegen von Antikörpern zu einer Hautrötung kommt. Die radioimmunologische Bestimmung ist jedoch sensibler als die Hauttestung.

Schilddrüsenhormon-Antikörper können unabhängig von Thyreoglobulin-Antikörpern und anderen Schilddrüsenantikörpern auftreten und werden sowohl bei euthyreoten als auch bei hyper- und hypothyreoten Patienten gefunden. Wenn auch T_3- und T_4-Antikörper wahrscheinlich häufiger vorkommen als man bisher angenommen hat, so dürften sie dennoch insgesamt selten sein.

5.8. Tumormarker

Die radioimmunologische Bestimmung tumorassoziierter Antigene – sog. Tumormarker – gewinnt auch bei der Diagnostik und Verlaufskontrolle des Schilddrüsenkarzinoms Bedeutung, vor allem die Bestimmung des Thyreoglobulin beim differenzierten Schilddrüsenkarzinom und des Calcitonin beim C-Zellkarzinom.

5.8.1. Serumthyreoglobulin (Tg)

Thyreoglobulin stellt nicht nur die Speicherform für Schilddrüsenhormone, sondern auch ein physiologisches Sekretionsprodukt der Schilddrüse dar, welches sich im zirkulierenden Blut des Menschen radioimmunologisch nachweisen läßt.

Zur Thyreoglobulin-Messung wird vor allem ein Doppelantikörper-Radioimmunoassay verwandt. Das Antiserum gegen humanes Thyreoglobulin stammt vom Kaninchen, der zweite Antikörper gegen Kaninchen-Gamma-Globulin von der Ziege.

Normbereich: bis ca. 50 ng Tg/ml Serum (testabhängig)

Bei der radioimmunologischen Bestimmung des Thyreoglobulins ergeben sich methodische Probleme durch die bei einem Teil der Patienten vorhandenen Thyreoglobulin-Autoantikörper, so daß individuelle Wiederfindungsversuche bei der Bestimmung nach Zugabe einer definierten Thyreoglobulinmenge zum Patientenserum oder eine Antikörperbestimmung (s. 5.7.1.) erforderlich sind.

Im Unterschied zum undifferenzierten Schilddrüsenkarzinom und zum C-Zellkarzinom der Schilddrüse wird Thyreoglobulin auch von follikulärem und papillärem Schilddrüsengewebe gebildet, ist aber klinisch als Tumormarker zunächst nicht brauchbar, da erhöhte Thyreoglobulinspiegel erwartungsgemäß nicht nur bei Patienten mit differenzierten Schilddrüsenkarzinom, sondern auch bei anderen Erkrankungen der Schilddrüse wie z. B. der Hyperthyreose oder auch der blanden Struma zu finden sind.

Wird das normale Schilddrüsengewebe jedoch zu Beginn der Karzinombehandlung durch totale Thyreoidektomie mit nachfolgender interner und/oder perkutaner Strahlentherapie eliminiert, so sollte im Serum der Patienten kein Thyreoglobulin mehr nachweisbar sein, es sei denn, Thyreoglobulin entstammt den differenzierten Zellen vom Tumorrestgewebe bzw. einem Lokalrezidiv oder Metastasen.

Bei Patienten ohne Schilddrüsenrestgewebe liegen die Thyreoglobulinspiegel fast ausschließlich unter der Nachweisgrenze, während bei Patienten mit Schilddrüsenrestgewebe die Thyreoglobulinspiegel höchstens 50 ng/ml Serum erreichen. Bei Patienten mit Metastasen, insbesondere bei follikulärem Schilddrüsenkarzinom, ist das Thyreoglobulin meist über 50 ng/ml Serum erhöht.

Hieraus ergibt sich das in Abbildung 30 dargestellte diagnostische bzw. therapeutische Vorgehen im Rahmen der Nachsorge von Patienten mit differenziertem Schilddrüsenkarzinom. Soweit bisher beurteilbar, gelingt die Abschätzung der Änderung der Tumorgewebsmasse mit der Thyreoglobulinmessung besser als mit der Szintigraphie nach therapeutischen [131]J-Dosen. Es wird daher die Kombination der Szintigraphie nach Radiojodgabe mit der radioimmunologischen Thyreoglobulinbestimmung für die Verlaufskontrolle von Patienten nach Thyreoidektomie wegen differenziertem Schilddrüsenkarzinom zunehmend propagiert. Es muß jedoch einschränkend gesagt werden, daß niedrige Thyreoglobulinspiegel Metastasen keinesfalls ausschließen. Hierbei scheint vor allem die Tatsache eine Rolle zu spielen, daß das Metastasengewebe entweder primär oder durch Vorbehandlung mit hohen Radiojoddosen die Fähigkeit zur Thyreoglobulinsynthese verloren hat. Die Thyreoglobulinbestimmung kann daher die [131]J-Szintigraphie und andere Methoden im Rahmen der Nachsorge von Schilddrüsenkarzinompatienten nicht ersetzen, sondern nur ergänzen.

Der Vorteil der Thyreoglobulin-Bestimmung liegt in ihrer leichten und den Patienten nicht belästigenden Wiederholbarkeit im Rahmen der routinemäßigen Verlaufskontrolle. Ergeben sich beim differenzierten Karzinom unauffällige Thyreoglobulinspiegel, so werden die übrigen Nachsorgeuntersuchungen in den

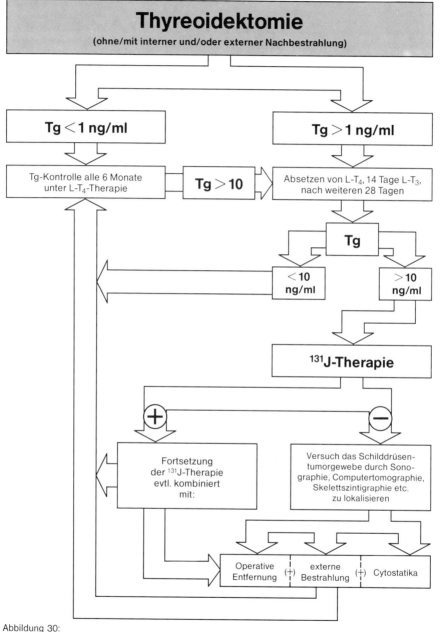

Abbildung 30:
Einsatz der Thyreoglobulin-Bestimmung bei der Nachsorge von Patienten mit differenzierten Schilddrüsenkarzinomen.

üblichen Zeitabständen durchgeführt. Steigt jedoch der Thyreoglobulinspiegel im Verlauf an, so sind sofort weitere diagnostische und therapeutische Maßnahmen einzuleiten.

5.8.2. Serum-Calcitonin

Im Gegensatz zum Thyreoglobulin-RIA, der im Rahmen der Nachsorge des differenzierten Schilddrüsenkarzinoms ergänzend eingesetzt wird, stellt die radioimmunologische Bestimmung von Calcitonin die führende diagnostische Maßnahme beim allerdings seltenen C-Zellkarzinom der Schilddrüse dar.

Die radioimmunologische Bestimmung des Calcitonins erfolgt nach dem in Abbildung 15 dargestellten Prinzip: Calcitonin aus dem Patientenserum und ^{125}Jod markiertes Calcitonin konkurrieren um die Bindungsstellen eines spezifischen Antikörpers, der durch Immunisierung einer Ziege mit einem Calcitoninkonjugat gewonnen wurde. Je mehr Calcitonin im Patientenserum vorhanden ist, um so weniger ^{125}Jod markiertes Calcitonin wird vom Antikörper gebunden. Durch eine „kalte" Vorinkubation des Calcitonins mit dem Antiserum in Abwesenheit von ^{125}J-Calcitonin wird die Empfindlichkeit der Bestimmung gesteigert. Mit Hilfe eines zweiten Antikörpers wird das vom ersten Antikörper gebundene Calcitonin ausgefällt. Das im Überstand vorhandene, nicht gebundene Calcitonin wird entfernt, die am Antikörper befindliche Radioaktivität gemessen. An Hand einer Standardkurve, deren Werte durch Einsatz von Standards mit bekannten Calcitonin-Konzentrationen ermittelt werden, kann die betreffende Calcitonin-Konzentration bestimmt werden.

Normbereich: Calcitonin-Konzentrationen vom nicht meßbaren Bereich bis zu Werten von 0,15 ng/dl Serum gelten als normal
0,0 bis 87,8 pmol/l
(Umrechnung: ng/dl × 2,926 = pmol/l)

Werte im Grenzbereich (0,15 bis 0,3 ng/dl) sollten nach Pentagastrin-Belastung erneut bestimmt werden.

Im Gegensatz zum Thyreoglobulin-RIA erlaubt die Calcitonin-Bestimmung bereits präoperativ eine Abgrenzung des C-Zellkarzinoms von benignen Strumen oder anderen Schilddrüsenmalignomen.

Zur sicheren Abgrenzung fraglicher Calcitonin-Werte gegen ein C-Zellkarzinom dient die Pentagastrin-Stimulation: Nur bei einem Tumor der C-Zellen finden sich innerhalb weniger Minuten nach intravenöser Injektion von 0,5 µg Pentagastrin/kg Körpergewicht eindeutige Anstiege des Calcitonin-Spiegels. Die Calcitonin-Bestimmung nach Pentagastrin-Stimulation stellt auch eine außerordentlich sensitive und spezifische Screening-Methode zur Erfassung der Miterkrankung von Blutsverwandten im Rahmen der erblichen Form des C-Zellkarzinoms dar.

Bei der Bestimmung des Serum-Calcitonins handelt es sich um einen empfindlichen Tumormarker, mit dessen Hilfe es einerseits gelingt, die Diagnose „C-Zellkarzinom" präoperativ zu sichern einschließlich der frühzeitigen Diagnose bei ebenfalls erkrankten Familienangehörigen, andererseits den Wert therapeutischer Maßnahmen zu kontrollieren bzw. Rezidive zu erfassen. Von besonderem diagnostischen Wert kann die Calcitonin-Bestimmung nach selektiver Venenkatheterisierung sein, wenn sich nach Thyreoidektomie die Calcitoninspiegel nicht normalisieren, obwohl die üblichen diagnostischen Maßnahmen keinen Anhalt für Tumorrestgewebe ergeben. Durch erhöhte Calcitoninspiegel im entsprechenden Abflußgebiet läßt sich bei einer erneuten Operation häufig noch metastatisches Gewebe, das für die Erhöhung des Calcitoninspiegels verantwortlich ist, finden.

5.8.3. Unspezifische Tumormarker

Im Gegensatz zum Thyreoglobulin und Calcitonin sind die in der klinischen Onkologie eingesetzten Tumormarker wie carcino-embryonales Antigen (CEA), alpha-Feroprotein (AFP), beta-Chorio-Gonadotropin (beta-HCG) und Tissue-Polypeptide-Antigen (TPA) als unspezifisch für das Schilddrüsenkarzinom anzusehen. Diese Parameter können allenfalls bei der individuellen Verlaufskontrolle von gewissem diagnostischen Wert für die Nachsorge sein.

5.9. Kritische Würdigung der in vitro-Diagnostik und Stufenprogramme für ihren Einsatz

Die Vielzahl der Laboratoriumsverfahren, die in den vorangegangenen Kapiteln beschrieben wurden, haben die Diagnostik von Schilddrüsenerkrankungen scheinbar weniger übersehbar gemacht, während früher einfach ein Radiojodtest durchgeführt wurde. Bei genauerer Betrachtung ist die Situation jedoch nicht so verwirrend, wie sie auf den ersten Blick zu sein scheint. So läßt sich leicht ein Stufenprogramm entwickeln, nach dem je nach Informationsbedarf die verschiedenen Teste aufeinander folgen. Die mancherorts gepflegte perfektionistische Diagnostik ist meistens überflüssig, kostenträchtig und zeitraubend.

Die Funktionsdiagnostik beginnt mit der Anamnese und dem körperlichen Befund, die Grundlage für eine sinnvolle Fragestellung an die Labordiagnostik sind.

Die diagnostische Aussagekraft von klinischen Laborverfahren hängt in beträchtlichem Maß von methodischen Faktoren ab. Das Spektrum möglicher Fehlerquellen reicht von der Probenentnahme und Probenbehandlung über die Art und Durchführung des Testes bis zur Auswertung und Übermittlung des Testergebnisses.

Bedingt durch die Vielfalt methodischer Varianten der zur Verfügung stehenden Reagenziensätze kommt der Aufstellung laboreigener Normalbereiche unter Berücksichtigung der möglichen Altersabhängigkeit von Normalwerten eine wichtige Rolle zu, da hierdurch diagnostische Fehlinterpretationen von Meßergebnissen vermieden werden. Auf zahlreiche Fehlerquellen, die spezifisch an den zu messenden diagnostischen Parameter und die dafür benutzte Methode geknüpft sind, wurde in den vorangegangenen Kapiteln hingewiesen.

Zur kontinuierlichen Qualitätssicherung sollte neben der Überprüfung der Standardkurven besonderer Wert auf die regelmäßige Messung von Seren zur Überprüfung von Präzision (Poolserum) und Richtigkeit (Kontrollseren) und Interassayvarianz gelegt werden und eine externe Qualitätskontrolle durch die Teilnahme an Ringversuchen erfolgen.

Nur unter diesen Voraussetzungen kann die Diagnose einer Schilddrüsenerkrankung unter Verwendung der Anamnese, des klinischen Befundes und der speziellen Ergebnisse aus dem Laboratorium erstellt werden. Eine Divergenz der genannten Befunde sollte zu weiteren Untersuchungen Anlaß geben.

Bisher wird die Basisdiagnostik zur Abklärung der Schilddrüsenfunktion noch überwiegend auf den Gesamt-T_4-Wert aufgebaut. Die meisten Laboratorien sind so organisiert, daß bei der Messung abweichender T_4-Werte eine Bestimmung eines indirekten oder direkten Parameters für das freie Thyroxin veranlaßt wird.

Andere Arbeitsgruppen beginnen von vornherein mit der Bestimmung eines indirekten oder direkten Parameters für das freie Thyroxin.

Je nach Ergebnis wird bei niedrigem FT_4-Wert ein TSH-RIA, bei erhöhtem FT_4-Index ein T_3-RIA angeschlossen, in Grenzsituationen der TRH-Test empfohlen.

Das diagnostische Vorgehen ist schematisch in Abbildung 31 dargestellt.

Da die Bestimmung des Gesamtthyroxinspiegels durch nichtthyreoidale Faktoren wie vor allem Veränderungen der Bindung an Transporteiweißkörper verfälscht werden kann, wird neuerdings als Basistest im Rahmen der Schilddrüsendiagnostik die Bestimmung des freien Thyroxins (FT_4) zunehmend an den

Anfang der Untersuchung gestellt (Abbildung 32). Ist das Ergebnis in Übereinstimmung mit dem klinischen Befund, wird die Untersuchung abgeschlossen, bei einem unklaren Ergebnis durch den TRH-Test, gegebenenfalls die Bestimmung der mikrosomalen Antikörper und Thyreoglobulin-Antikörper eine weitere Differenzierung versucht.

Aber auch die Messung des FT_4 im Serum schützt als Screening-Test nicht vor Fehlinterpretationen, da T_3-Hyperthyreosen (je nach geographischer Lage und Selektion des Krankengutes bis zu 30% aller Hyperthyreosen) durch die alleinige FT_4-Bestimmung nicht erfaßt werden, ebenso nicht Frühformen der thyreoidalen Autonomie, die peripher euthyreot erscheinen, wie überhaupt oft übersehene latente Krankheitsbilder, die mit der Bestimmung der Schilddrüsenhormonspiegel im Serum allein nicht sicher erfaßt werden können.

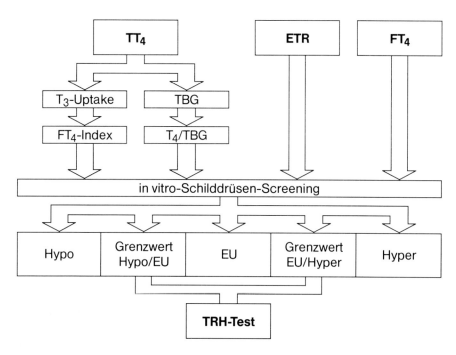

Abbildung 31:
Stufenprogramm für das „Screening" von Schilddrüsenfunktionsstörungen.

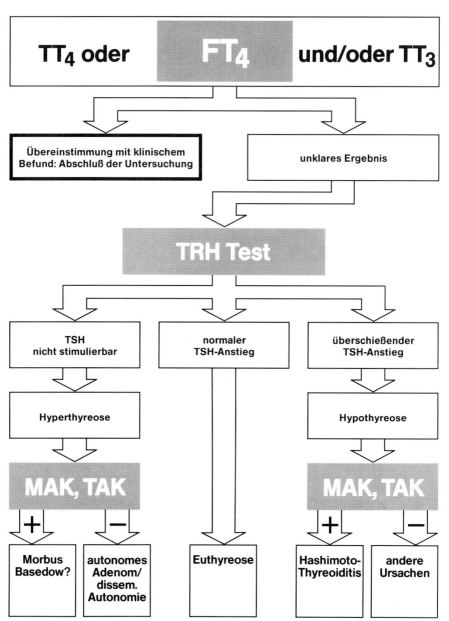

Abbildung 32:
Stufenprogramm für die Abklärung von Schilddrüsenfunktionsstörungen ausgehend vom FT$_4$-Wert.

Theoretisch ist ein erhöhter T_3-Spiegel für die Erkennung jeder Hyperthyreose zwar zu fordern, jedoch schwanken die Serumkonzentrationen, zum Teil durch die Konversion von T_4 zu T_3, zum Teil bedingt durch thyreoidale Erkrankungen, erheblich. Bei Normalwerten für den Trijodthyroninspiegel lassen sich Krankheiten der Schilddrüse, insbesondere T_3-Hyperthyreosen oder Autonomien nicht sicher ausschließen, teils bedingt durch physiologische, teils bedingt durch methodische Ursachen.

Wenn auch während der Zeit, in der überwiegend der Radiojod-Zweiphasentest für die Funktionsdiagnostik von Schilddrüsenerkrankungen eingesetzt wurde, die Zahl der Fehldiagnosen und Fehltherapien besonders hoch lag, werden durch die alleinige Bestimmung des Thyroxin- und/oder Trijodthyroninspiegels im Serum, auch unter Berücksichtigung der Einflüsse des Thyroxin-bindenden Globulins im Serum, in etwa einem Drittel der Fälle Fehldiagnosen gestellt, die in der Mehrzahl der Fälle auf Interpretationsschwierigkeiten zurückgehen.

Aus diesem Grund setzt sich zunehmend für den Ausschluß einer Schilddrüsenerkrankung der TRH-Test durch, der die höchste Treffsicherheit aufweist, bedingt durch den Umstand, daß der als qualitativer Test trotz Schwankungen der TSH-Differenz sichere Urteile erlaubt und keine Absolutwerte verlangt.

Aus dem in Abbildung 33 dargestellten vereinfachten Strategieplan für die Schilddrüsenfunktionsdiagnostik leitet sich zunehmend das in Abbildung 34 dargestellte Diagnoseschema ab, in dem der TRH-Test an den Anfang des diagnostischen Programms gestellt wird. Der Ausgangspunkt des Untersuchungsschemas basiert auf der grundlegenden Erkenntnis, daß ein positiver TRH-Test mit Sicherheit eine Hyperthyreose ausschließt.

Bei normalem TRH-Test und fehlender Schilddrüsenvergrößerung (s.u.) ist jegliche weitere Diagnostik entbehrlich. Es muß aber darauf hingewiesen werden, daß ein physiologischer TRH-Test zwar eine Überfunktion, nicht aber mit letzter Sicherheit eine Schilddrüsenerkrankung ausschließt. Denn bei beginnender, noch asymptomatischer, regionaler Autonomie kann der TRH noch normal ausfallen.

Bei negativem TRH-Test ist auf jeden Fall die Bestimmung des T_4, besser des FT_4, evtl. zusätzlich die Bestimmung des T_3 evtl. FT_3, zu veranlassen. Sonographie, Szintigraphie und Bestimmung der Schilddrüsenantikörper können differentialdiagnostisch weiterhelfen.

Bei normalem FT_4 ist eine Hyperthyreose noch nicht ausgeschlossen, es sollte zusätzlich eine Bestimmung des Trijodthyroninspiegels zum Nachweis oder Ausschluß einer T_3-Hyperthyreose erfolgen.

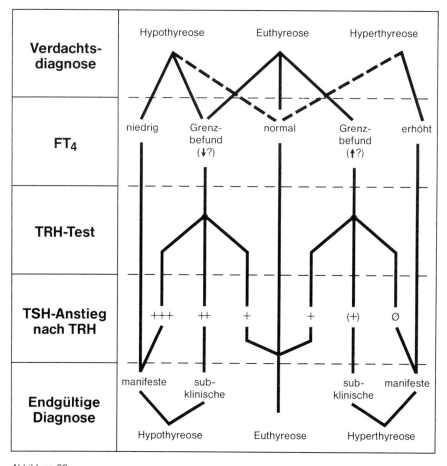

Abbildung 33:
Vereinfachter Strategieplan für die Schilddrüsenfunktionsdiagnostik.

Auch sollte bei einem gestörten Regelkreis grundsätzlich eine weitere funktionstopographische Untersuchung der Schilddrüse durch eine Szintigraphie durchgeführt werden. Bei noch normalen Schilddrüsenwerten dient die Szintigraphie
der weiteren Differenzierung in eine regionale oder disseminierte Autonomie. Bei
manifester Hyperthyreose stellt sich die Frage, ob eine diffuse Überfunktion vom
Basedow-Typ oder eine thyreoidale Autonomie der hyperthyreoten Stoffwechsellage zugrunde liegt. Die Verdachtsdiagnose einer Basedow-Hyperthyreose

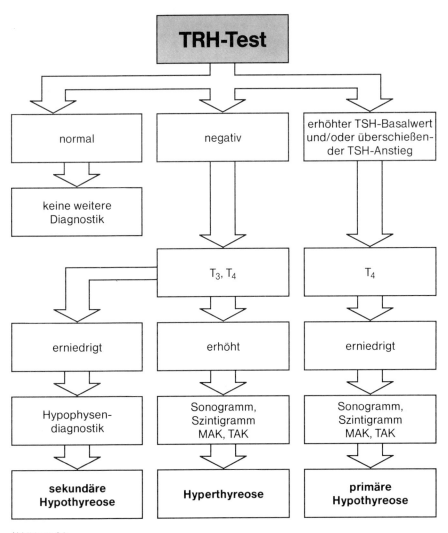

Abbildung 34:
Stufenprogramm für die Schilddrüsendiagnostik ausgehend vom TRH-Test.

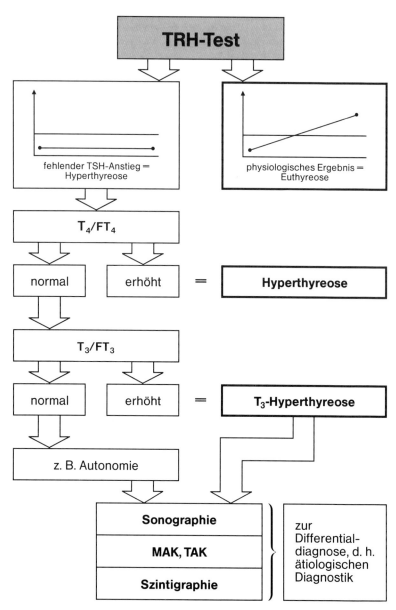

Abbildung 35:
Reihenfolge der Diagnostik bei Verdacht auf Hyperthyreose.

kann durch die Bestimmung der Schilddrüsenantikörper, gegebenenfalls auch des Thyreoidea stimulierenden Immunglobulins TSI (Synonym TBIAb) untermauert werden. Das Vorgehen ist in Abbildung 35 zusammengefaßt.

Auch bei Verdacht auf eine Hypothyreose sollte mit dem TRH-Test begonnen werden (Abbildung 34 und Abbildung 36). Der normale TRH-Test schließt eine Schilddrüsenunterfunktion weitgehend aus. Allenfalls eine hypothalamische Hypothyreose kann im Reaktionsverhalten des TRH-Tests Anlaß zur Verwechslung mit einer Euthyreose geben. Die tertiäre Hypothyreose ist aber so selten, daß bei der Basisuntersuchung ihre Einbeziehung in die Differentialdiagnose vernachlässigt werden kann.

Ein normaler basaler TSH-Wert mit überschießendem Anstieg nach TRH-Belastung weist auf eine präklinische primäre Hypothyreose hin. In dieser Situation können der Gesamt-T_4- bzw. der FT_4-Wert noch normal sein. Bei latenter Hypothyreose ist der TRH-Test der Thyroxinbestimmung aufgrund seines diagnostischen Verstärkerprinzipis eindeutig überlegen.

Bei pathologischem Ausfall des TRH-Tests ist grundsätzlich eine Bestimmung des Gesamt- bzw. freien Thyroxins anzuschließen. Der unterhalb der Norm liegende Wert beweist eine manifeste Hypothyreose.

Aus der Konstellation niedriger FT_4-Werte in Verbindung mit unterschiedlichen Ergebnissen des TRH-Testes ist eine Differenzierung der Hypothyreosen in primäre, sekundäre und tertiäre Formen möglich.

Auch bei der Hypothyreose ist eine ätiologische Diagnostik durch Sonographie, Bestimmung der Schilddrüsenantikörper, Szintigraphie, Feinnadelpunktion mit Schilddrüsenzytogramm anzuschließen.

Bei Verdacht auf hypophysäre Hypothyreose sollte ein Hypophysentumor durch Röntgenaufnahme der Sella bzw. eine Computertomographie des Schädels ausgeschlossen werden. Außerdem gehört zur Funktionsdiagnostik der hypophysären Hypothyreose die Bestimmung aller Hypophysenhormone.

Die hier für die Funktionsdiagnostik von Schilddrüsenerkrankungen vorgeschlagenen Stufenpläne können nur ein allgemeines Konzept darstellen. Im Einzelfall wird man immer wieder gezwungen sein, von diesen starren Programmen abzuweichen und die Auswahl der Untersuchungen der individuellen Situation anzupassen. Unter Berücksichtigung ökonomischer Gesichtspunkte ist das uns zur Verfügung stehende große Spektrum an Untersuchungsmöglichkeiten jedoch kostensparend einzusetzen.

Leider scheitert ein sinnvolles Vorgehen bei der Abklärung von Schilddrüsenerkrankungen häufig am Abrechnungsverfahren. Nicht in Auftrag gegebene und

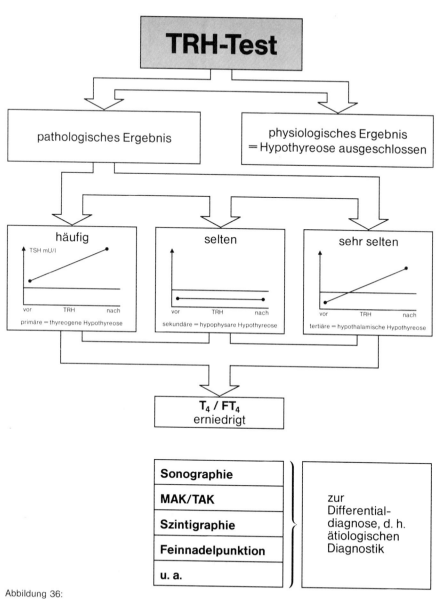

Abbildung 36:
Reihenfolge der Diagnostik bei Verdacht auf Hypothyreose.

doch klar zur Beantwortung einer Fragestellung angezeigte Verfahren dürfen ohne Rücksprache nicht veranlaßt werden. Auf diese Weise kann unser kassenärztliches Abrechnungssystem wohldurchdachte Strategiepläne leider durchkreuzen.

Abschließend muß nochmals festgestellt werden, daß die Auswahl für den Einsatz der verschiedenen in vitro-Parameter zur Abklärung einer Schilddrüsenfunktionsstörung von der Frage abhängt, ob nach Anamnese und klinischem Befund eher keine Schilddrüsenerkrankung vorliegt (Sicherung des Ausschlusses), der Verdacht auf eine bestimmte Schilddrüsenerkrankung hoch ist (Sicherung der Diagnose) oder klinisch eine unklare Situation vorliegt bzw. erwartet werden muß, daß die Ergebnisse der in vitro-Parameter durch Prämedikation oder Begleiterkrankungen zusätzlich beeinflußt werden. Gerade bei der letztgenannten Fragestellung ist die Bestimmung mehrerer Parameter von vornherein anzuraten, da bei ambulanter Untersuchung die Kosten einer Wiedereinbestellung des Patienten meist höher liegen als die Bestimmung mehrerer Parameter anläßlich der Erstuntersuchung.

6. In vivo-Schilddrüsendiagnostik

Die Diagnostik von Schilddrüsenerkrankungen sollte nicht bei der Abklärung der Schilddrüsenfunktion stehen bleiben. Zumindest bei jeder tast- und sichtbar vergrößerten Schilddrüse sollte eine morphologische Diagnostik einschließlich funktionstopographischer Untersuchungsverfahren angeschlossen werden. Aufgrund der Tatsache, daß die Bundesrepublik Deutschland leider immer noch eine Kropfendemie aufweist, besteht ein erheblicher Bedarf an bildgebenden Verfahren, die geeignet sind, Schilddrüsenkrankheiten zu erkennen und hierbei insbesondere zwischen benignen und malignen Veränderungen zu unterscheiden.

6.1. Ultraschalluntersuchung der Schilddrüse

Nachdem in den letzten Jahren die technischen Möglichkeiten für die Ultraschalluntersuchung der Schilddrüse wesentlich erweitert werden konnten, resultierte durch die zusätzliche Einbeziehung der Sonographie in die Schilddrüsendiagnostik eine erhebliche Verbesserung der Erstuntersuchung sowie der Verlaufskontrolle Schilddrüsenkranker.

Ultraschallbilder der Schilddrüse können mit Geräten mit langsamer Bildfolge (Compound-Verfahren) bzw. mit Geräten mit schnellem Bildaufbau und schneller Bildfolge (Real-Time-Verfahren) gewonnen werden. Wenn die Schallfrequenzen zwischen 3,5 und 8 MHz liegen, werden mit beiden Verfahren gut übereinstimmende Befunde erhoben. Wegen des rascheren Bildaufbaus und der guten Übersichtlichkeit setzt sich zunehmend die Real-Time-Methode für die Abbildung der Schilddrüse durch.

Bei der Untersuchung liegt der Patient in der Regel auf dem Rücken. Durch ein Polster unter der Halswirbelsäule bzw. den Schulterblättern wird eine leichte Überstreckung der Halswirbelsäule erreicht. Bei gleichzeitig angehobenem Kinn kann der Schallkopf in der Halsregion frei bewegt werden (Abbildung 37).

Vor allem die Entwicklung von Schallköpfen, die speziell für oberflächennahe Strukturen konzipiert sind, hat die Ergebnisse der Schilddrüsen-Ultraschalluntersuchung wesentlich verbessert. Eine Wasservorlaufstrecke mit einer elastichen Gummimembran erlaubt eine gute Ankopplung des Schallkopfes an die unregelmäßige Halskontur, vor allem bei knotigen Strumen.

Bei der Aufnahme von Querschnitten wird der Schallkopf langsam aufwärts und abwärts bewegt. Längsschnitte werden entsprechend der Lage der Schilddrüsenlappen in der Regel leicht schräg von kranio-lateral nach medio-kaudal aufgenommen. Eine leichte Kopfdrehung des Patienten zur jeweiligen Gegenseite kann dabei von Vorteil sein.

Für die Interpretation der Ultraschallbilder sind eine umfassende Erfahrung in der Schilddrüsendiagnostik und eine spezielle sonographische Ausbildung unabdingbar.

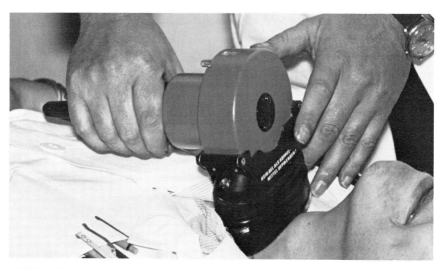

Abbildung 37:
Methode der Ultraschalluntersuchung mit einem Real-Time-Scanner.

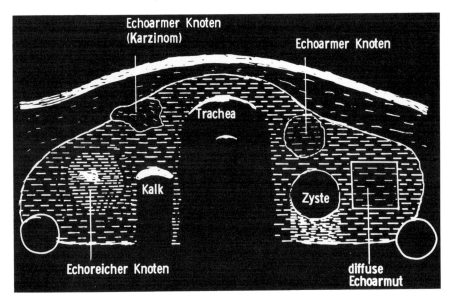

Abbildung 38:
Schematische Darstellung verschiedener Ultraschallmuster im Bereich der Schilddrüse: Unter der Haut und der echoarmen Halsmuskulatur findet sich das dichte feingranulierte Echomuster des normalen Schilddrüsengewebes. Bei Erkrankungen der Schilddrüse sind diffuse oder lokalisierte Änderungen des Echomusters möglich. Die diffuse Echoarmut findet sich bei Morbus Basedow und Autoimmunthyreoiditis. Echofreie Knoten mit dahinterliegender Schallverstärkung entsprechen einem liquiden Raum im Sinne einer Schilddrüsenzyste. Echoreiche Knoten, zum Teil mit einem komplexen Muster (zum Teil liquide Strukturen, zum Teil Verkalkungen) entsprechen meist benignen regressiven gutartigen Veränderungen der Schilddrüse. Echoarme Knoten entsprechen mikrofollikulärem Gewebe, des gutartig, autonom umgewandelt oder maligne sein kann. Bild entnommen mit freundlicher Genehmigung des Verlages aus dem Atlas „Ultraschalldiagnostik der Schilddrüse" von R. Maier, Schattauer Verlag, Stuttgart – New York, in Vorbereitung.

Für die charakteristische Abbildung des Schilddrüsengewebes im Sonogramm dürften verantwortlich sein:

– Ausbildung der Schilddrüsenfollikel (vorhanden, mikro-, normo- bzw. makrofollikulär);

– unterschiedlicher Kolloidgehalt;

– Art und Menge des die Schilddrüse durchsetzenden Bindegewebes;

– Durchblutung der Schilddrüse.

Folgende Reflexionsmuster werden unterschieden (Abbildung 38):

– Das **normale** Reflexionsmuster zeigt Echos mittlerer Dichte und gleichmäßiger Verteilung innerhalb der gesunden Schilddrüse. Es dient als Referenzmuster, auf das sich die pathologischen Reflexionsmuster beziehen.

- Das **echointensive** Reflexionsmuster besteht aus Echos größerer Dichte und höherer Intensität. Die Gewebestruktur ist hierbei solide. Meist liegt ein makrofollikulärer Gewebsaufbau vor.
- Das **echoarme** Reflexionsmuster setzt sich aus Echos geringerer Dichte und geringerer Intensität zusammen. Die Gewebsstruktur ist ebenfalls solide. Meist liegt ein mikrofollikulärer Gewebsaufbau vor.
- Das **echofreie** Reflexionsmuster weist keine internen strukturbedingten Echos auf. Eine dorsale Schallverstärkung liegt meist vor. Das Korrelat ist ein mit Flüssigkeit gefüllter Raum.

Zwischen den einzelnen Reflexionsmustern gibt es Übergänge und Mischformen unterschiedlicher Ausprägung. Das komplexe sonographische Bild entspricht einer Mischung aus soliden und liquiden Strukturen. Die Zuordnung sollte nach dem vorherrschenden Reflexionsmuster erfolgen, z. B. echointensiver Knoten mit komplexen und echoreichen Anteilen.

6.1.1. Gesunde Schilddrüse

Bei der Aufzeichnung des Querschnitts der beiden Schilddrüsenlappen (Abbildung 39 oben) sieht man ventral hinter der sich zusammen mit der Gummimembran der Wasservorlaufstrecke intensiv echoreich darstellenden Haut die echoarmen vorderen Halsmuskeln. Die Trachea ist durch ein sehr starkes Echo an der Ventralseite und eine dahinterliegende echofreie Zone gekennzeichnet. Die totale Schallreflexion kommt durch den Übergang Gewebe-Knorpel-Luft zustande.

Beidseits der Trachea erkennt man die typische, feingranulierte, im ganzen Organ gleichmäßig echodichte Textur des Schilddrüsengewebes. Hinter der Schilddrüse ist oft eine klare Zuordnung zu bestimmten Strukturen der Halsweichteile nicht möglich.

Im Längsschnitt (Abbildung 39 unten) sieht man hinter der Haut wieder einen schmalen Streifen echoarmer Muskulatur, dahinter die typische Struktur des gesunden Schilddrüsengewebes. Je nach Lage des Schnittes werden dorsal Knorpelspangen der Trachea bzw. Querfortsätze der Halswirbelsäule getroffen.

Aufgrund der charakteristischen Echostruktur ist die gesunde Schilddrüse sonographisch gut zu erkennen und von den sie umgebenden Strukturen abzugrenzen. Die Sonographie ist daher in der Regel die einfachste Methode, Lage, Größe und Umgebung der Schilddrüse zu beurteilen, ihre Form und Kontur abzubilden und von der Norm abweichende Echostrukturen zu erkennen. Ein unauffälliges sonographisches Bild der normal großen Schilddrüse erübrigt im allgemeinen die zusätzliche Durchführung eines Szintigramms.

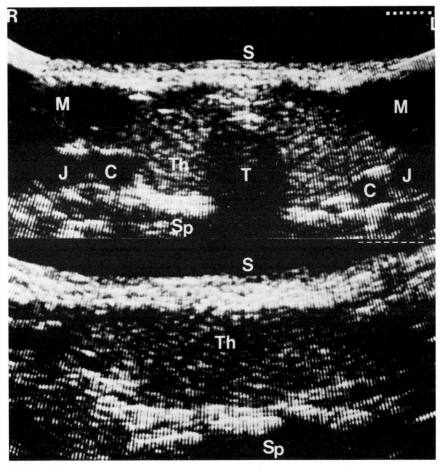

Abbildung 39:
Sonogramm einer normalen Schilddrüse. Oben transversaler Schnitt mit homogener Echostruktur im Bereich der Schilddrüse. Unten longitutinaler Schnitt des rechten Schilddrüsenlappens mit homogener Echostruktur.
M = Halsmuskulatur, Th = Thyreoidea, J = V. jugularis, C = A. carotis, T = Trachea, Sp = Spina.

6.1.2. Sonographische Volumenbestimmung des Schilddrüsenparenchyms

Ähnlich wie die Projektionsfläche des Schilddrüsenszintigramms (s. 6.2.) ist auch das Schnittbild des Sonogramms der Schilddrüse zunächst ein zweidimensionales Abbild des Organs. Durch die Möglichkeit, zusätzlich die Tiefenausdehnung der Schilddrüsenlappen darzustellen, kann bei der vergleichenden

Betrachtung verschiedener Schnittebenen jedoch vom Betrachter ein dreidimensionales Bild konstruiert werden. Die Volumenbestimmung gelingt daher durch die Sonographie exakter.

Ebenso wie bei der Szintigraphie ist es jedoch bei der Sonographie schwierig, die Kriterien für eine „normal" große Schilddrüse festzulegen.

Die Volumenbestimmung nach der „Scheibchenmethode", für die ein Compound- oder Real-Time-Gerät mit einem Stativ für die Schnittführung ausgerüstet werden muß, ist äußerst zeitaufwendig, wenn auch die wohl genaueste Methode. Es werden die Flächen einzelner Schilddrüsenquerschnitte ermittelt und für die Berechnung des Gesamtvolumens mit dem Abstand der Einzelschnitte multipliziert.

In der Routinediagnostik reichen, zumindest für diffuse Struma (s. 6.1.3.), Verfahren aus, die das Volumen aus Länge, Breite und Tiefe der Schilddrüsenlappen ermitteln, wenn man annimmt, daß jeder Schilddrüsenlappen die Form eines Ellipsoids hat. Bei einigermaßen normal konfigurierten und gut abgrenzbaren Schilddrüsen ist diese einfache Art der Volumenbestimmung relativ genau und auch bei Verlaufsuntersuchungen gut reproduzierbar.

Die Verfahren der Schilddrüsenvolumetrie sind bei knotigen Veränderungen der Schilddrüse (s. 6.1.4.) weniger exakt. Für die Ermittlung der Größe und des Volumens einer Schilddrüse oder Struma ergeben sich jedoch in jedem Fall Vorteile für die Sonographie gegenüber der Szintigraphie, besonders durch die Tatsache, daß die Sonographie im Gegensatz zur Szintigraphie nicht von der Funktion des Schilddrüsengewebes abhängig ist und auch Änderungen der Tiefenausdehnung erkennen läßt. Funktionsloses Schilddrüsengewebe, z.B. szintigraphisch „kalte" Knoten wie auch supprimiertes Schilddrüsengewebe, z.B. das perinoduläre, nicht einer Autonomie unterliegende Schilddrüsengewebe bei einem dekompensierten autonomen Adenom, können mit Hilfe der Sonographie erfaßt werden.

Hieraus ergeben sich aber zugleich Einschränkungen für die Berechnung des zu bestrahlenden Schilddrüsenvolumens im Rahmen einer Radiojodtherapie, wenn diese Volumenbestimmung allein durch die Sonographie erfolgt. Die für die Behandlung erforderliche [131]J-Menge kann nur im Zusammenhang mit dem Szintigramm für das funktionstüchtige, d.h. das [131]J-speichernde Schilddrüsengewebe ermittelt werden.

Bei Patienten mit Basedow-Hyperthyreose, bei denen das Volumen der Schilddrüse bisher ausschließlich aus der zweidimensionalen Fläche des Szintigramms berechnet wurde, kann nach Anwendung der Sonographie, die bei Basedow-Strumen vor allem die vergrößerte Tiefenausdehnung des Organs erfaßt (s. 6.1.5.), die Gefahr der Überdosierung dann gegeben sein, wenn die gleichen Herddosen pro Volumeneinheit angewandt werden, da die Volumenbestimmung aus dem sonographischen Bild höhere Schilddrüsengewichte ergibt als die Volumenbestimmung aus dem zweidimensionalen szintigraphischen Bild.

Inwieweit die Volumenbestimmung der Schilddrüse im Rahmen einer thyreosuppressiven Therapie für Verlaufsuntersuchungen Bedeutung hat, ist umstritten. Zumindest konnte durch systematische sonographische Volumenbestimmungen gezeigt werden, daß relativ hohe Schilddrüsenhormondosen erforderlich sind, um eine signifikante Reduktion einer Struma zu erreichen.

Wichtiger als die Volumetrie sind sicher die Strukturveränderungen innerhalb der Schilddrüse, die mit der Sonographie erfaßt werden können.

6.1.3. Blande Struma diffusa

Das Reflexionsmuster der blanden Struma diffusa entspricht zunächst demjenigen der gesunden Schilddrüse. Das Organ ist lediglich in unterschiedlichem Ausmaß allseits oder seitenbetont vergrößert (Abbildung 40). Bei unauffälligen Reflexionsmustern und euthyreoter Stoffwechsellage kann vor allem bei jüngeren Patienten auf eine Szintigraphie verzichtet werden.

Von dem normalen feingranulierten Echomuster der gesunden Struma, das auch bei diffusen Strumen mit euthyreoter Stoffwechsellage gefunden wird, zu abnormalen Strukturen bei diffuser Struma, gibt es fließende Übergänge. Je länger eine Struma besteht, desto häufiger werden zunächst diskrete Abweichungen vom normalen Echomuster gefunden, deren Krankheitswert noch nicht eindeutig geklärt ist. Dies stimmt jedoch gut überein mit den feingeweblichen Zufallsbefunden bei der histologischen Untersuchung resezierter Strumen.

Bei der Befundung sonographischer Bilder sollte man sich auf die Beschreibung der Textur beschränken und nur indirekt Rückschlüsse auf die Histologie (und zum Teil die Funktion) des Schilddrüsengewebes ziehen. Klinische und pathologisch-anatomische Begriffe sollten mit Texturbeschreibungen nicht vermischt werden.

Inwieweit eine weitere Abklärung diskreter Texturabweichungen vom normalen Echomuster bei der diffusen Struma erforderlich ist, durch weiterführende Maßnahmen wie Szintigraphie der Schilddrüse oder gezielter Feinnadelpunktion, dürfte bisher immer eine Ermessensentscheidung des Untersuchers sein. Vor einer zu weitgehenden Interpretation solcher Zufallsbefunde ist zu warnen, vor allem auch in Hinblick auf die damit verbundene Zunahme entsprechender operativer Eingriffe.

In jedem Fall sollte jedoch eine engmaschige sonographische Verlaufsuntersuchung erfolgen, um Änderungen des Echomusters bzw. der Größe des auffälligen Areals rechtzeitig zu erkennen und entsprechende Konsequenzen aus derartigen Befunden zu ziehen.

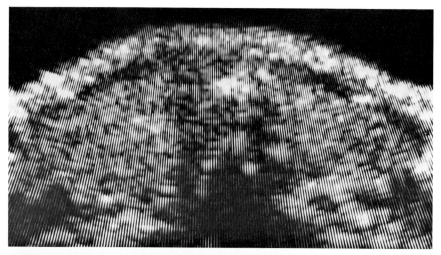

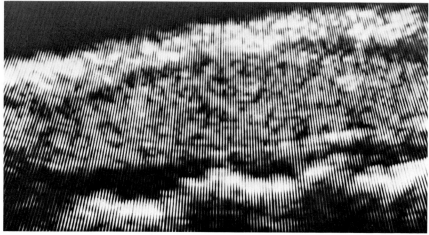

Abbildung 40:
Sonogramm einer Struma diffusa in Quer- (oben) und Längsschnitt (unten).

Wegen dieser Beobachtungen und der Tatsache, daß eine disseminierte Autonomie in länger bestehenden Jodmangelstrumen häufiger vorkommen und durch die Sonographie nicht erkannt werden kann, sollte nur bei juvenilen diffusen Strumen mit euthyreoter Stoffwechsellage gegebenenfalls bei der Erstuntersuchung eines Schilddrüsenpatienten auf ein Schilddrüsenszintigramm verzichtet werden. Bei älteren Patienten mit länger bestehenden Strumen ist dagegen immer eine funktionstopographische Aufzeichnung der Radionuklidverteilung innerhalb der Schilddrüse mit Hilfe der Szintigraphie einschließlich einer entsprechenden Diagnostik zum Ausschluß einer gestörten Schilddrüsenfunktion angezeigt.

6.1.4. Knotenstruma

Knotige Veränderungen innerhalb der Schilddrüse stellen das Hauptindikationsgebiet für die Sonographie dar. Oft werden durch die Sonographie überhaupt erst palpatorisch oder szintigraphisch nicht immer erkennbare Knoten entdeckt. Die Knoten lassen sich sonographisch folgenden vier Reflexionsmustern zuordnen:

6.1.4.1. Knoten mit echointensivem (oder echogleichem) Reflexionsmuster

Die echointensiven Knoten (Abbildung 41) grenzen sich gegen das umgebende Gewebe häufig mit einem perifokalen echoarmen oder echofreien Randsaum ab. Dieser Randsaum ist jedoch nicht immer vollständig dargestellt. Auch ohne Randsaum sind echointensive Knoten meist gut vom umgebenden normalen

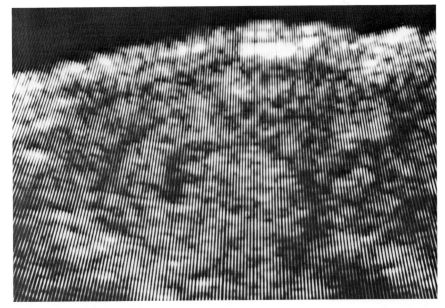

Abbildung 41:
Sonogramm einer Struma nodosa im Längsschnitt. Innerhalb normaler Echostruktur findet sich ein echoreicher Knoten mit echoarmem Randsaum. Im Zytogramm ließen sich unauffällige Thyreozyten bei funktionslosem Adenom (szintigraphisch kalter Knoten) nachweisen.

Schilddrüsengewebe abzugrenzen, da der Knoten oder zumindest der Knotenrand meist eine veränderte Textur aufweisen.

In der Regel handelt es sich um gutartige Adenome mit überwiegend makrofollikulärer Struktur. Auch autonome Adenome können in etwa einem Drittel der Fälle echointensiv oder echogleich zur Darstellung kommen.

Innerhalb echointensiver Knoten können sich echofreie (liquide) und echointensive (verkalkte) Strukturen finden, meist Ausdruck zystischer oder anderer benigner regressiver Degenerationen. Nur in extrem seltenen Fällen wurden Malignome in echointensiven Knoten gefunden.

6.1.4.2. Knoten mit echoarmem Reflexionsmuster

Die Echoarmut eines Knotens kann unterschiedlich ausgeprägt sein und von gerade als echoarm erkennbarem bis fast echofreiem Reflexionsmuster reichen. Echoarme Knoten haben meist einen mikrofollikulären Aufbau (Abbildung 42).

Das autonome Adenom, ein in der Regel stoffwechselinaktives mikrofollikuläres Adenom (Abbildung 43) stellt sich in zwei Drittel der Fälle echoarm dar. Sehr häufig finden sich echofreie (liquide) Anteile innerhalb des sonst soliden

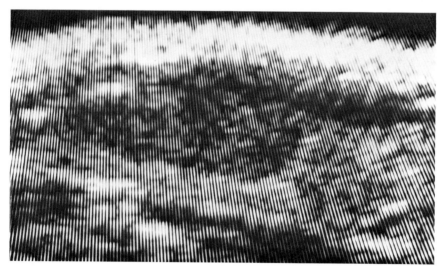

Abbildung 42:
Sonogramm eines echoarmen Knotens im rechten Schilddrüsenlappen (Längsschnitt).

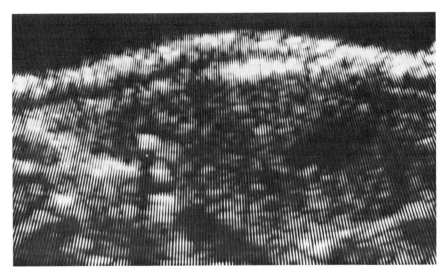

Abbildung 43:
Sonogramm eines autonomen Adenoms im Bereich des mittleren Anteils des rechten Schilddrüsenlappens, im Längsschnitt. Das autonome Adenom kommt als echoarmer Knoten mit zentraler Zyste umgeben von Schilddrüsengewebe mit unauffälliger Echostruktur zur Darstellung. Im Szintigramm fand sich ein „warmer" Knoten.

Knotens. Die vollständige Darstellung auch der beim dekompensierten autonomen Adenom im Szintigramm supprimierten Schilddrüsenanteile ist eine wichtige zusätzliche Information.

Das mikrofolliluläre gutartige Adenom stellt sich deutlich echoarm dar. Es ist stoffwechselinaktiv und bildet sich im Szintigramm – entsprechende Größe vorausgesetzt – als „kalter" Knoten ab.

Differentialdiagnostisch ist bei jedem echoarmen, szintigraphisch „kalten" Knoten an ein Malignom zu denken. Die Echoarmut ist nicht pathognomonisch für ein bestimmtes Karzinom (Abbildung 43). Während differenzierte Schilddrüsenkarzinome (folliluläre, papilläre und medulläre Schilddrüsentumoren) häufig eine homogene echoarme Struktur aufweisen, zeigen anaplastische Karzinome, wahrscheinlich infolge ihres raschen Wachstums und des damit einhergehenden Gewebsuntergangs, ein ebenfalls echoarmes bis echofreies Reflexionsmuster. Dies gilt auch für Schilddrüsenmetastasen anderer extrathyreoidaler Primärtumore. Da bei Schilddrüsentumoren auch ein invasives Wachstum oft nur mikroskopisch nachgewiesen werden kann, schließen auch glatt berandete, echoarme Knoten ein Malignom nicht aus.

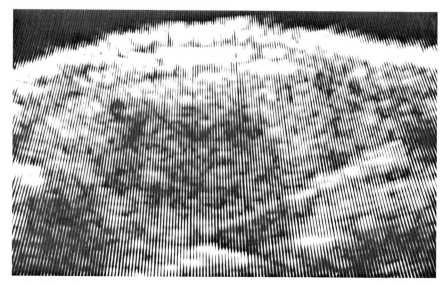

Abbildung 44:
Sonogramm eines papillären Schilddrüsenkarzinoms im Bereich des rechten oberen Schilddrüsen-
anteils, im Längsschnitt. Das Karzinom kommt im Sonogramm echoarm mit unregelmäßiger Berandung
als Zeichen einer Infiltration in das umliegende Gewebe zur Darstellung. Im Szintigramm fand sich ein
„kalter" Knoten.

6.1.4.3. Knoten mit echofreiem Reflexionsmuster

Bei Knoten mit echofreiem Reflexionsmuster handelt es sich mit großer Wahrscheinlichkeit um Zysten, vor allem wenn folgende Kriterien nachweisbar sind:
Glatte Berandung bei runder oder ovaler Form, dahinterliegende Schallverstärkung und bei Ansteigen der Schallintensität Auffüllung der Zyste mit Echos vom
Rand her (Abbildung 45).

Finden sich unregelmäßig begrenzte echofreie Areale innerhalb von Strumaknoten (Abbildung 46), sind immer weitere diagnostische Maßnahmen erforderlich.
Es kann sich um Einblutungen, kleine zystische Degenerationsherde u.a.
handeln. Ohne Szintigraphie würden weder autonome Adenome („heiße" Knoten) noch Malignome („kalte" Knoten) erkannt. In beiden Fällen können solche
Degenerationen vorkommen.

Differentialdiagnostisch ist auch an Lymphome zu denken, die sich ebenfalls fast
echofrei darstellen.

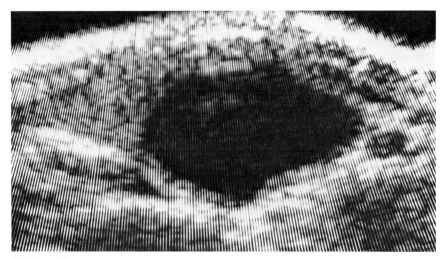

Abbildung 45:
Sonogramm einer großen Schilddrüsenzyste im Bereich des linken Schilddrüsenlappens im Längsschnitt. Es findet sich ein großes, scharf abgegrenztes, echofreies Areal. Durch Feinnadelpunktion
konnten 12 ml hämorrhagischer Zystenflüssigkeit entleert werden.

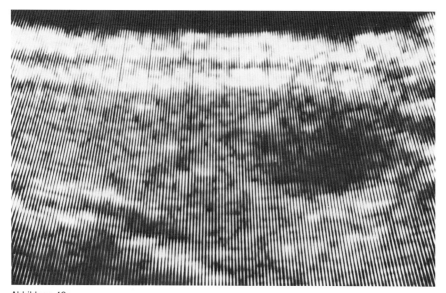

Abbildung 46:
Sonogramm einer unscharf begrenzten, fast echofreien Struktur am unteren Pol des linken Struma-
lappens.

6.1.4.4. Knoten mit komplexem Reflexionsmuster

Zwischen den einzelnen Reflexionsmustern bei knotigen Veränderungen der Schilddrüse gibt es Übergänge und Mischformen unterschiedlicher Ausprägung. Das komplexe sonographische Bild entspricht einer Mischung aus soliden und liquiden Strukturen, z.T. auch aus Verkalkungen (Abbildung 47). Die Zuordnung sollte nach dem vorherrschenden Reflexionsmuster erfolgen. Eine endgültige Diagnose ist nur im Zusammenhang mit anderen klinischen, laborchemischen, funktionsszintigraphischen morphologischen Untersuchungen möglich. In jedem Fall sollten pathologisch-anatomische Begriffe bei der Texturbeschreibung vermieden werden.

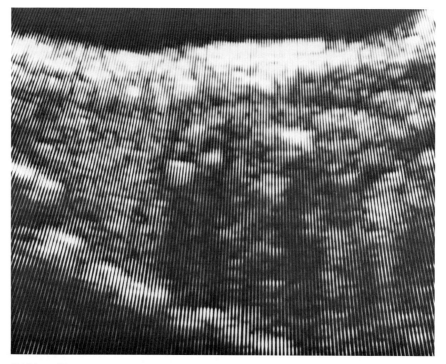

Abbildung 47:
Sonogramm einer Knotenstruma im Längsschnitt. Sonographisch erkennt man multiple Verkalkungen. Im Szintigramm fanden sich mehrere „kalte" Knoten.

Trotzdem ist von Interesse, daß die Echoarmut durch mikrofollikuläre zellreiche, kolloidarme Strukturen bedingt ist, während die echoreichen und echogleichen Strukturen durch makrofollikuläre, kolloidreiche, zellarme Strukturen bedingt sind. Aufgrund dieser Beobachtung können sonographische Befunde das weitere diagnostische (und auch therapeutische) Vorgehen ganz wesentlich beeinflussen, zumal bei echoreichen und echogleichen Knoten nur selten Schilddrüsenkarzinome, allenfalls papilläre Karzinome gefunden werden. Meistens handelt es sich um adenomatöse Knoten, die benigne sind.

6.1.5. Autoimmunerkrankungen der Schilddrüse

Im Gegensatz zur gleichmäßig dichten Echostruktur der blanden Struma diffusa bzw. zu den typischen Befunden bei der Knotenstruma ist bei Autoimmunerkrankungen der Schilddrüse eine das ganze Organ betreffende Echoarmut charakteristisch. Die Schilddrüse ist von der fast echofreien Halsmuskulatur oft nur schwer abzugrenzen.

6.1.5.1. Morbus Basedow

Bei Patienten mit M. Basedow findet man das echoarme Schallmuster fast immer (Abbildung 48). Durch die Kolloidarmut sind die Grenzflächen so eng aneinander gerückt, daß das zellreiche Gewebe, oft mit Lymphozyteninfiltraten, bei den üblicherweise in der Diagnostik angewandten Schallfrequenzen nicht mehr abgebildet werden kann. Rein sonographisch ist selbstverständlich die Diagnose eines M. Basedow allein nicht möglich.

Für den M. Basedow typische Echomuster entwickeln sich oft erst im Verlauf der Erkrankung. Sie können im Frühstadium fehlen. Bei längerer Verlaufsbeobachtung kommt es mit Rückkehr der euthyreoten Stoffwechsellage meist zu einer

Normalisierung der Echostruktur (Abbildung 49). Möglicherweise ist der Nachweis einer Änderung der Echostruktur ein Hinweis für eine Remission der Erkrankung (s. 5.7.3.).

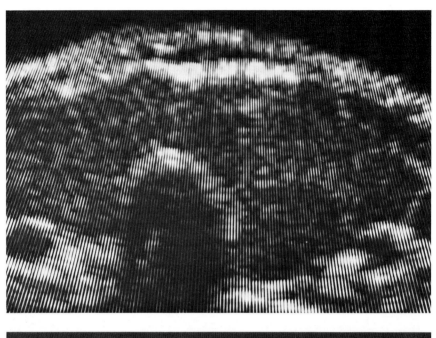

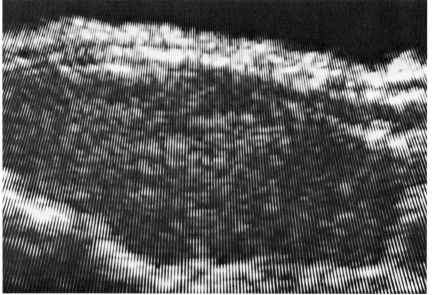

Abbildung 48 (Seite 108):
Sonogramm einer Struma diffusa bei M. Basedow mit hyperthyreoter Stoffwechsellage im Quer- (oben) und Längsschnitt (unten). Es findet sich eine diffus verminderte Echointensität im Bereich der gesamten Schilddrüse, so daß diese nur schwer von der Halsmuskulatur (M) abzugrenzen ist. Das Organ ist vor allem im Tiefendurchmesser gegenüber einer normal großen Schilddrüse vergrößert (s. Abbildung 49).

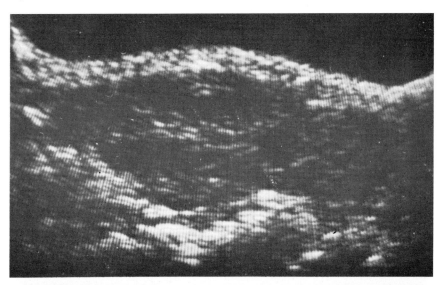

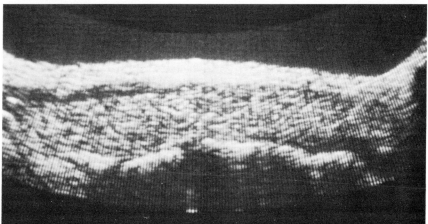

Abbildung 49:
Normalisierung von Schallmuster und Schilddrüsenform im Verlauf einer Basedow-Hyperthyreose mit eintretender Remission.

Außer der Schallmusterveränderung wird beim M. Basedow auch eine Formveränderung der Schilddrüse beobachtet mit einer Größenzunahme fast ausschließlich in die Tiefe, weniger in die Länge und Breite (6.1.2.). Dies führt zu einer Abrundung der üblicherweise spitz auslaufenden Schilddrüsenlappen. Die „Schwellung des Organs" bildet sich im Verlauf der Erkrankung mit Eintritt der euthyreoten Stoffwechsellage wieder zurück (Abbildung 49).

6.1.5.2. Autoimmunthyreoiditis

Da sowohl bei der Autoimmunthyreoiditis als auch beim M. Basedow die Follikelstruktur weitgehend aufgehoben ist, findet man auch bei der chronisch lymphozytären Thyreoiditis Hashimoto und bei der atrophischen Thyreoiditis ein diffus echoarmes Reflexionsmuster (Abbildung 50). Im Gegensatz zum M. Basedow tritt jedoch eine Änderung des Reflexionsmusters im Verlauf der Erkrankung nicht ein.

6.1.6. Subakute Thyreoiditis

Bei der subakuten Thyreoiditis finden sich im Bereich der erkrankten Schilddrüsenanteile mittelgradig bis stark echoarme, in sich gleichmäßig strukturierte Reflexionsmuster mit meist unregelmäßiger Begrenzung und einem an den Rändern fließenden Übergang ins normale Reflexionsmuster der nicht erkrankten Schilddrüsenanteile (Abbildung 51). Das Ausmaß der von Echoarmut betroffenen Gewebeareale kann außerordentlich unterschiedlich sein.

Mit der Heilung tritt im allgemeinen eine Normalisierung des Reflexionsmusters und eine Verkleinerung der ähnlich wie beim M. Basedow im Tiefendurchmesser vergrößerten Schilddrüse ein. Beim Auftreten eines Rezidivs der subakuten Thyreoiditis finden sich erneut echoarme Areale innerhalb der Schilddrüse.

Das Reflexionsmuster bei der seltenen akuten Thyreoiditis ist dem der subakuten Thyreoiditis ähnlich. Auch die Riedel-Struma stellt sich trotz hohem Bindegewebsanteil echoarm dar und ist vom anaplastischen Karzinom sonographisch nicht zu unterscheiden.

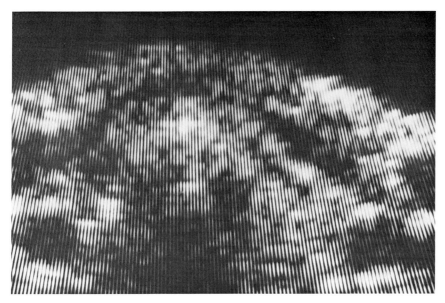

Abbildung 50:
Sonogramm einer kleinen Schilddrüse bei chronisch lymphomatöser Thyreoiditis Hashimoto. Im Querschnitt findet sich eine unregelmäßig inhomogene Echostruktur.

6.1.7. Stellung der Sonographie im diagnostischen Ablauf

Da wir im sonographischen Bild der Schilddrüse das, was wir bei der sorgfältigen Palpation tasten (oder auch nicht tasten), besser erkennen können, sollte die Ultraschalluntersuchung der Schilddrüse im Anschluß an die körperliche Untersuchung des Patienten erfolgen. Bei der Sonographie der Schilddrüse handelt es sich um eine einfache, schnell durchzuführende Methode, die die ärztliche Untersuchung des Schilddrüsenkranken ganz wesentlich ergänzt.

Die Sonographie der Schilddrüse sollte jedoch nicht isoliert angewendet, sondern in das gesamte Untersuchungsspektrum einbezogen werden. Vor einer ausschließlichen Anwendung der Sonographie der Schilddrüse zur morphologischen Schilddrüsendiagnostik muß gewarnt werden.

Die Sonographie sollte in den meisten Fällen vor der Szintigraphie erfolgen, da es viele Situationen gibt, die szintigraphisch einen morphologischen Befund inner-

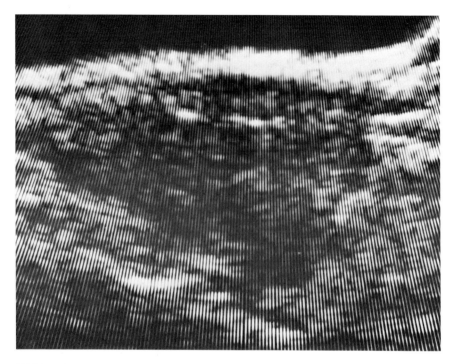

Abbildung 51:
Subakute Thyreoiditis im Längsschnitt. Es findet sich eine unregelmäßig inhomogene Echostruktur innerhalb unauffälligen Schilddrüsengewebes als Ausdruck der das Schilddrüsengewebe durchsetzenden Entzündung, daneben noch Reste normalen Schilddrüsengewebes mit unauffälliger Echostruktur. Im Szintigramm fand sich eine verminderte inhomogene Radionuklidanreicherung.

halb der Schilddrüse nicht erkennen lassen. Etwa ein Viertel aller Karzinome stellen sich szintigraphisch nicht „kalt" dar, vor allem, wenn die Tumore dorsal liegen und von darüberliegendem funktionstüchtigem Gewebe „überstrahlt" werden. Dagegen gibt es kaum relevante Veränderungen der Schilddrüsenmorphologie, die durch die Sonographie bei entsprechender Erfahrung übersehen werden.

Andererseits können durch die Sonographie morphologische Veränderungen zwar detektiert, jedoch meistens nicht genau klassifiziert werden. Vor allem bei Nachweis von Schilddrüsenknoten sind weiterführende Untersuchungen wie die Szintigraphie (zum Ausschluß eines autonomen Adenoms) und die Feinnadelpunktion (zum Ausschluß eines Karzinoms) ergänzend erforderlich.

Wenn von der Ultraschalluntersuchung der Schilddrüse eher orientierende und nicht spezifische Aussagen erwartet werden sowie für die Differenzierung der sonographisch aufgedeckten Schilddrüsenläsionen weiterführende Verfahren eingesetzt werden, sollte heute eigentlich jeder Ausschluß oder Verdacht einer Schilddrüsenerkrankung eine Indikation für die Ultraschalluntersuchung der Schilddrüse darstellen.

Sonographie und Szintigraphie der Schilddrüse sollten möglichst hintereinander vom gleichen Untersucher mit spezieller Ausbildung und Erfahrung bei der Durchführung und Interpretation der Befunde sowie der Zuordnung zu den vielfältigen Schilddrüsenerkrankungen vorgenommen werden. Beide Verfahren stellen eher komplementäre als konkurrierende Methoden dar.

Langfristig dürften durch die faszinierenden Möglichkeiten der Sonographie Diagnostik und Therapie von Schilddrüsenerkrankungen rationeller, d.h. auch billiger werden, da abzusehen ist, daß durch die mit Hilfe der Sonographie erhobenen Befunde zum Teil andere diagnostische Maßnahmen, vor allem im Rahmen der individuellen Verlaufsuntersuchung von Schilddrüsenkranken, ersetzt werden können.

6.2. Schilddrüsenszintigraphie

Die Schilddrüsenszintigraphie war in den letzten Jahren mehr morphologisch als funktionell orientiert. Das mag einer der Gründe sein, warum Szintigraphie und Sonographie in der Schilddrüsendiagnostik häufig als konkurrierend und nicht als komplementär angesehen werden. Die Szintigraphie der Schilddrüse beinhaltet jedoch die funktionsgebundene Anreicherung eines radioaktiven Indikators im Schilddrüsengewebe mit der Möglichkeit einer anatomischen Zuordnung und Ermittlung quantitativer Parameter.

In der Anfangszeit der szintigraphischen Darstellung der Schilddrüse stand lediglich das Radionuklid ^{131}J zur Verfügung. Es wurde in sehr großem Umfang zusammen mit dem Radiojod-Zweiphasentest (s. 6.3.1.) eingesetzt, obwohl von Anfang an bekannt war, daß die Verwendung von ^{131}Jod in den üblichen Dosen eine Strahlenexposition der Schilddrüse von etwa 50 rad mit sich bringt.

Angesichts des erfolgreichen Einsatzes der Schilddrüsen-in-vitro-Teste hat die Bedeutung des Radiojod-Zweiphasentestes zur Abklärung einer Schilddrüsenfunktionsstörung in den 70er Jahren rasch an Bedeutung verloren. Die Schilddrüsenszintigraphie wurde zunehmend mit Hilfe des Radionuklids ^{99m}TcO$_4$, das wie Jodid von den Thyreozyten aufgenommen, jedoch nicht organisch gebunden

Physikalische Eigenschaften von Radionukliden zur Schilddrüsenszintigraphie

	^{131}J	^{123}J		^{99m}Tc
Phys. Halbwertzeit	8,04 d	13,3 h		6,0 h
Zerfallsart und korpuskuläre Strahlungsarten Zerfallsart Energie der ß-Strahlung	$ß^-$ 606 keV max. 90,4% 192 keV mitt.	E. C. keine		isomerer Überg. keine
Photonenstrahlung γ-Strahlung abs. Übergangswahrscheinlichkeit	364 keV 82%	28 92%	159 keV 84%	0,14 MeV 85%

Tabelle 2

wird, durchgeführt. Wesentliches Argument war die bedeutend geringere Strahlenexposition der Schilddrüse nach Verwendung von $^{99m}TcO_4$, die um den Faktor 1000 niedriger als bei Verwendung von ^{131}J liegt.

Durch diese Entwicklung wurde die Schilddrüsenszintigraphie zu einer weitgehend morphologischen Untersuchung abgewertet. $^{99m}TcO_4$ steht jedem nuklearmedizinisch tätigen Arzt zur Verfügung. Aufgrund der höheren Radioaktivitätsmenge, die eingesetzt werden kann, sind die Schilddrüsenszintigramme detailreicher und schärfer.

Seit einigen Jahren steht ^{123}Jod als Radionuklid zur Verfügung. Gegenüber ^{131}Jod hat es physikalisch ideale Eigenschaften, die denen des ^{99m}Tc weitgehend entsprechen. Hohe Herstellungskosten, Kontamination mit langlebigen höherenergetischen Gamma-Quanten liefernden Radionukliden (^{124}J), die zur Verschlechterung der Auflösung des Szintigramms führen, haben die allgemeine Verbreitung dieses Radionuklids erschwert, so daß die ständige Verfügbarkeit und der günstige Preis von $^{99m}TcO_4$ dazu geführt haben, daß dieses Radionuklid heute überwiegend für die Schilddrüsenszintigraphie eingesetzt wird.

In Tabelle 2 sind die wesentlichen physikalischen Eigenschaften dieser drei Radionuklide zusammengefaßt, in Tabelle 2 und 3 die Strahlenexposition durch

Strahlenexposition bei der Schilddrüsenszintigraphie

| Radio-nuklid | Aktivität | Strahlenexposition in rad | | Ganzkörper-Äquivalent-dosis |
		Schilddrüse	Ganzkörper	
^{131}J	50 µCi	75	0,22	0,97
^{123}J	100 µCi	1,5	0,003	0,153
^{99m}Tc	2 mCi	0,4	0,06	0,10

Tabelle 3

die drei Radionuklide einander gegenübergestellt. Bei den Radioaktivitätsmengen handelt es sich um Mittelwerte, die weitgehend den in der Praxis vorkommenden Werten entsprechen. Bezüglich der Strahlenexposition ist unterschieden zwischen Schilddrüse, Ganzkörper und der Ganzkörper-Äquivalentdosis. Dadurch ist es möglich, die Effekte von Ganzkörper- und verschiedenen Teilkörperbestrahlungen miteinander zu vergleichen.

Abgesehen von der Ganzkörperdosis, die für ^{123}J am niedrigsten liegt, zeigt sich bei allen Werten ein Vorteil für ^{99m}TcO$_4$, der jedoch bezüglich des Unterschieds in der Ganzkörper- Äquivalentdosis zwischen ^{123}J und ^{99m}TcO$_4$ weniger als die natürliche Strahlenwirkung pro Jahr ausmacht.

6.2.1. Scanner-Technik

Bei der heute noch weitverbreiteten Szintigraphie mit der Scanner-Technik (Abbildung 52) wird mit einem bewegten Strahlendetektor die Radioaktivitätsverteilung innerhalb der Schilddrüse aufgezeichnet, indem durch zeilenförmige Bewegung des Meßkopfes alle Teilbereiche nacheinander erfaßt und unter Bezug auf ein Radioaktivitätsmaximum in einer farbigen Relativprozent-Skala durch Strichmarken maßstabgetreu auf Papier aufgezeichnet werden (Abbildung 53). Die Schilddrüse hat eine charakteristische Schmetterlingsform. Beide Lappen sind durch eine Brücke (Isthmus) verbunden (Abbildung 2).

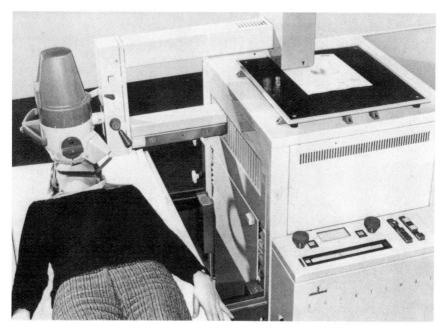

Abbildung 52:
Verfahren der Schilddrüsenszintigraphie mit einem bewegten Strahlendetektor.

Zur Vermeidung von Fehlern muß bei der Szintigraphie mit bewegtem Detektor auf eine sorgfältige Positionierung geachtet werden. Die Fokusebene des Kollimators sollte unter horizontaler Lagerung der Halsregion des Patienten 2 bis 3 cm unterhalb der Hautoberfläche verlaufen. Die Vorschubgeschwindigkeit des Detektors ist so zu wählen, daß die Impulsdichte ein bestimmtes Maximum nicht über- oder unterschreitet.

Da die Scanner nicht mehr nachgebaut werden, wird die Schilddrüsenszintigraphie jetzt zunehmend mit der Gamma-Kamera durchgeführt.

6.2.2. Gamma-Kamera-Technik

Bei der Gamma-Kamera werden die Meßdaten aus dem gesamten aufzunehmenden Schilddrüsenbereich gleichzeitig erfaßt. Die dem jeweiligen Meßwert zugehörigen Ortskoordinaten werden elektronisch ermittelt. Die Zuordnung zwischen

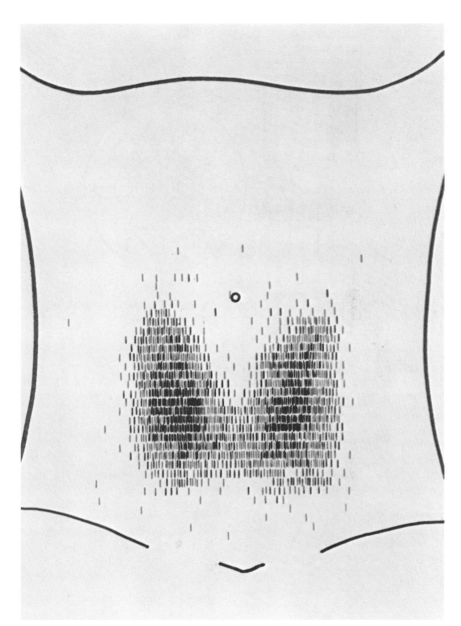

Abbildung 53:
Farbszintigramm der Schilddrüse in Originalgröße.

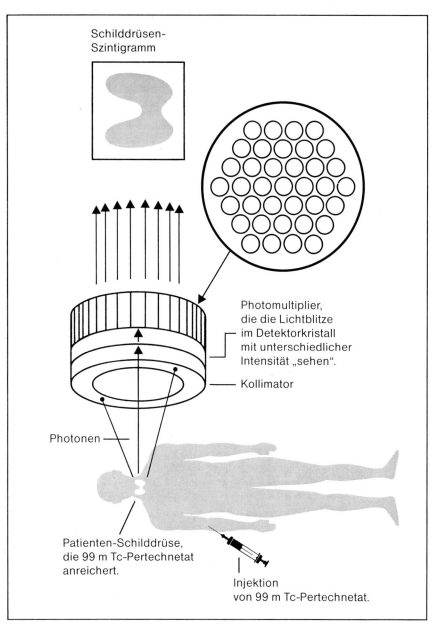

Schilddrüsen-
Szintigramm

Photomultiplier,
die die Lichtblitze
im Detektorkristall
mit unterschiedlicher
Intensität „sehen".

Kollimator

Photonen

Patienten-Schilddrüse,
die 99 m Tc-Pertechnetat
anreichert.

Injektion
von 99 m Tc-Pertechnetat.

Abbildung 54:
Prinzip der Schilddrüsenszintigraphie mit der Gamma-Kamera.

dem Ort der Emission eines Gamma-Quants im Objekt und dem Ort der Absorption im Strahlendetektor ergibt sich aus der Abbildungsgeometrie des Kollimators (Abbildung 54).

Im Bereich der Schilddrüse hat die Gamma-Kamera die beste räumliche Auflösung bei der Verwendung eines Pinhole-Kollimators mit einem Lochdurchmesser von 3 bis 4 mm. Wegen der langen Aufnahmedauer, der geometrisch bedingten Flächeninhomogenität und Tiefenverzerrung hat sich diese Methode jedoch nicht durchgesetzt.

Vielmehr werden zur quantitativen Auswertung der Schilddrüsenszintigraphie heute bei der Gamma-Kamera-Technik Parallelloch-Kollimatoren verwendet oder spezielle Kollimatoren, die aus einem zentral gelegenen Tubus mit parallel angeordneten verlängerten Bohrungen bestehen, bei denen der angrenzende Randbereich des Strahlendetektors durch eine ringförmige Bleiabschirmung abgedeckt ist (Abbildung 55).

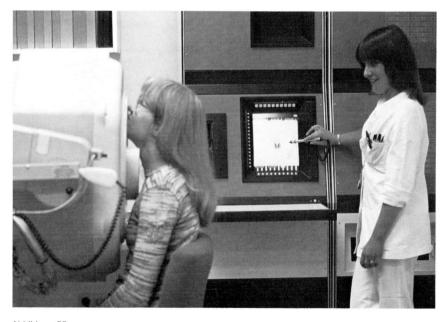

Abbildung 55:
Durchführung der Gamma-Kamera-Szintigraphie mit einem speziellen Schilddrüsenkollimator. Das Schilddrüsenszintigramm wird in einer nachgeschalteten Datenverarbeitungsanlage weiter bearbeitet.

119

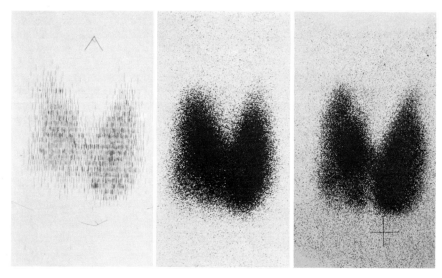

Abbildung 56:
Gegenüberstellung von einem Farbszintigramm, aufgenommen mit der Scanner-Technik (links) und zwei Gamma-Kamera-Szintigrammen, aufgenommen mit einem Parallelloch-Kollimator (Mitte) und einem speziellen Schilddrüsenkollimator (rechts) (s. Text).

Der spezielle Schilddrüsenkollimator für die Gamma-Kamera-Szintigraphie umfaßt eine Fläche von 14 x 18 cm und ist mit ca. 1200 parallelen Bohrungen im Durchmesser von 3 mm ausgestattet. Seine zylindrische Form erlaubt es, die Kollimatoroberfläche in unmittelbarem Hautkontakt im Bereich der Schilddrüsenregion beim sitzenden, besser liegenden Patienten in Position zu bringen. Die Kontrasterkennbarkeit im Kamerabild ist deutlich höher als im Scannerbild (Abbildung 56).

In der Regel erfolgt die analoge Bilddokumentation durch Impulsvorwahl bei empirisch ermittelter Bildhelligkeit. Vorteilhafter ist die Dokumentation, wenn die Szintigramme zuerst auf dem Kernspeicher einer der Gamma-Kamera nachgeschalteten Datenverarbeitungsanlage abgespeichert werden und anschließend in optimaler Bearbeitung mit exakter Kalibrierung auf das Impulsratenmaximum als Kernspeicherbild dokumentiert werden.

Durch ein Zoom-Verfahren kann die Schilddrüse wie bei der Farbszintigraphie mit der Scanner-Technik auch bei der Kamera-Szintigraphie in Originalgröße 1:1 abgebildet werden. Der Zoom vermeidet das Mißverhältnis zwischen dem großen Aufnahmefeld des Detektors und dem kleinen Organ Schilddrüse. Dadurch wird

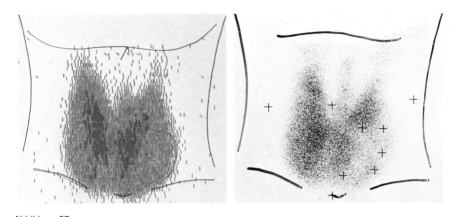

Abbildung 57:
Gamma-Kamera-Szintigramm der Schilddrüse. Der Palpationsbefund ist durch einen „anatomischen Marker" in das Szintigramm übertragen.

eine Größenbeurteilung erleichtert. Außerdem werden 1:1-Abbildungen bei chirurgischen Eingriffen vom Operateur im allgemeinen bevorzugt.

Der Einwand, daß bei der Gamma-Kamera-Szintigraphie die Übertragung des Palpationsbefundes auf das Szintigramm schwieriger als bei der Scanner-Technik sei, ist bei der heutigen Technologie nicht mehr aufrecht zu erhalten. Mit Hilfe spezieller Markierungsstifte, die langlebige Radionuklide wie ^{241}Americium enthalten, kann man den Palpationsbefund direkt in das Originalszintigramm durch feine Kreuze oder Punkte einblenden. Insgesamt ist die Markierung der anatomischen Bezugspunkte und der Palpationsbefunde bei der Gamma-Kamera-Szintigraphie im Vergleich zur Scanner-Szintigraphie technisch etwas aufwendiger, jedoch ohne grundsätzliche Nachteile (Abbildung 57).

Abbildung 58 zeigt im Vergleich Farb- und Gamma-Kamera-Szintigramme bei häufigen Schilddrüsenerkrankungen.

Sowohl mit der Scanner- als auch mit der Gamma-Kamera-Technik können Form, Größe und Lage der Schilddrüse dokumentiert werden sowie funktionelle und anatomische Veränderungen innerhalb der Schilddrüsen, die sich in einer unterschiedlich intensiven Radioaktivitätsanreicherung darstellen, nachgewiesen werden. Im Gegensatz zum Sonogramm der Schilddrüse handelt es sich um ein zweidimensionales Funktionsbild der Schilddrüse. Überlagerungseffekte sind infolge Summation der bildgebenden Impulse nicht zu vermeiden.

Die blande Struma diffusa (Abbildung 58a) zeigt eine homogene dichte Radionuklideinlagerung. Findet sich im Sonogramm eine feingranulierte Echostruktur (s. 6.1.3.), kann vor allem bei jüngeren Patienten auf die szintigraphische Untersuchung verzichtet werden.

Bei der Knotenstruma können szintigraphisch „warme" und „kalte" Knoten vorkommen.

„Warme" Knoten (Abbildung 58b) sind vieldeutig. Es kann sich um eine noduläre Hyperplasie in einer blanden Struma handeln, um ein autonomes Adenom, um eine kugelig umgeformte, einseitig angelegte Schilddrüse, in seltenen Fällen auch ein follikuläres Schilddrüsenkarzinom. Bei der Differentialdiagnose kann die Sonographie, die das perinoduläre Schilddrüsengewebe bei einem dekompensierten autonomen Adenom (Abbildung 58c) sicher darstellt, weiterhelfen. Zur Diagnose des kompensierten bzw. dekompensierten autonomen Adenoms sind Funktionsuntersuchungen und vor allem Wiederholungsszintigramme (s. 6.2.3.) angezeigt.

„Kalte" Knoten können bedingt sein durch eine zystische Degeneration der Schilddrüse (Abbildung 58d), eine Blutung in die Schilddrüse, hormonell inaktives, d. h. degeneratives Gewebe, durch eine fokale Thyreoiditis und durch eine maligne Entartung (Abbildung 58e). Auch hier kann die Ultraschalluntersuchung differentialdiagnostisch weiterhelfen, jedoch stellt die Feinnadelaspirationszytologie beim Nachweis szintigraphisch kalter Knoten das derzeit zuverlässigste diagnostische Verfahren dar (s. 6.4.).

Die Struma multinodosa (Abbildung 58f) mit warmen und kalten Knoten sollte ebenfalls mit Hilfe der Sonographie und Feinnadelpunktion weiter differenziert werden.

Das Schilddrüsenszintigramm bei Basedow-Hyperthyreose zeigt im allgemeinen eine Vergrößerung des Organs mit intensiver homogener Radionuklideinlagerung, ähnlich wie die blande Struma (Abbildung 58a). Wenn im Sonogramm die typisch diffuse Echoarmut nachweisbar ist (s. 6.1.5.1.) und alle übrigen Zeichen einer Autoimmunhyperthyreose vorliegen, kann die Szintigraphie, vor allem im Rahmen von Verlaufsuntersuchungen, wenig zur Diagnostik beitragen. Die disseminierte thyreoidale Autonomie läßt sich durch die rein qualitative Szintigraphie ebenfalls nicht sicher erkennen, auch hier ähnelt das Bild dem einer blanden Struma (Abbildung 58a).

Die Hashimoto-Thyreoiditis (Abbildung 58g) zeigt ein im allgemeinen allseits kleines Organ mit deutlich verminderter Radionuklideinlagerung. Differentialdiagnostisch ist an eine Jodprämedikation zu denken, da jodhaltige Pharmaka und Kontrastmittel durch kompetetive Hemmung zu einer meist langdauernden Störung der thyreoidalen Radionuklidaufnahme führen. Die Blockierung der Schilddrüse ist besonders lang nach organischen Jodverbindungen. Differentialdiagnostisch ist neben einer gezielten Befragung des Patienten ggf. eine

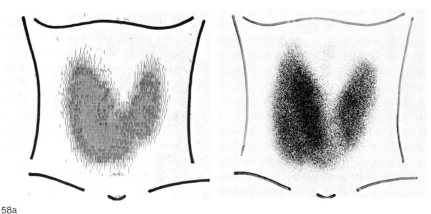

58a

Abbildung 58:
Gegenüberstellung von Scanner- und Gamma-Kamera-Szintigrammen:

a) Struma diffusa
b) „Warmer" Knoten (kompensiertes autonomes Adenom)
c) „Heißer" Knoten (dekompensiertes autonomes Adenom)
d) „Kalte" Knoten (Schilddrüsenzysten)
e) „Kalter" Knoten (papilläres Schilddrüsenkarzinom)
f) Struma multinodosa mit warmen und kalten Knoten
g) Geringe Radionuklidaufnahme bei Hashimoto-Thyreoiditis
h) Inhomogene, feinfleckig niedrige Radionuklidaufnahme bei Thyreoiditis de Quervain
i) Schilddrüsenrestlappen nach Strumektomie

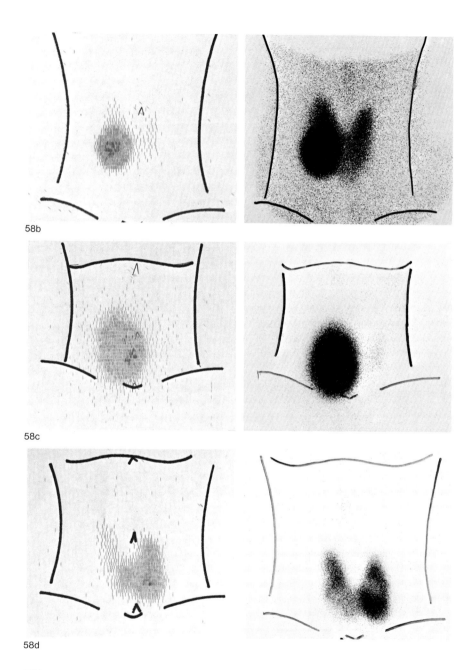

58b

58c

58d

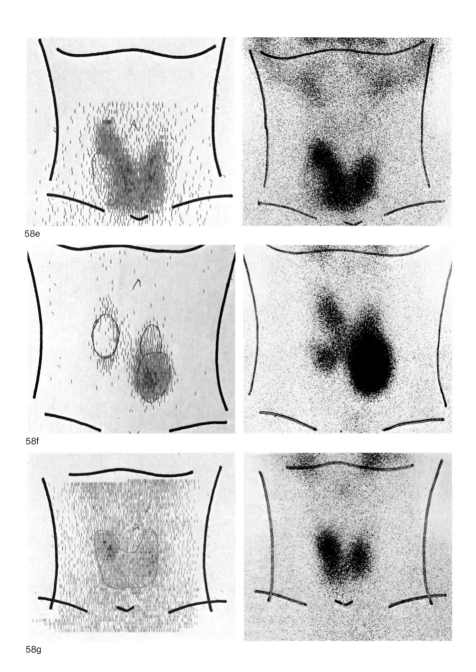

58e

58f

58g

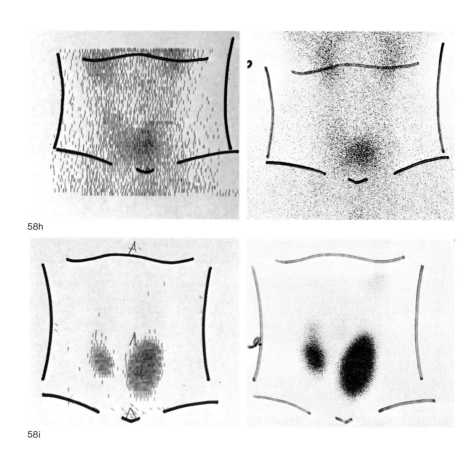

58h

58i

Bestimmung des PB^{127}J im Serum und vor allem eine weitere Abklärung durch Sicherung der möglichen Diagnose „chronische Thyreoiditis" mit Hilfe von in vitroTesten, Bestimmung der Schilddrüsenantikörper, Sonographie und Feinnadelpunktion anzustreben.

Die Thyreoiditis de Quervain (Abbildung 58h) zeigt im Szintigramm eine fleckig inhomogene Verteilung des radioaktiven Indikators im Bereich der entzündeten Schilddrüsenanteile. Wie bei der chronischen Thyreoiditis ist auch hier allein aufgrund des szintigraphischen Bildes nicht die Diagnose einer Thyreoiditis möglich, da schon allein durch die funktionelle Heterogenität des Schilddrüsengewebes inhomogene Radioaktivitätsverteilungen zustande kommen können. Die klinische, laborchemische, sonographische sowie zytologische Diagnostik sind anzuschließen, um die Diagnose zu erhärten. Viel zu häufig wird allein aus einem Szintigramm die Diagnose einer chronischen Thyreoiditis bzw. subakuten Thyreoiditis abgeleitet.

Bei Verlaufsuntersuchungen nach Strumektomie kommt der Szintigraphie besondere Bedeutung zu, da die sonographische Untersuchung des Halsbereiches nach Operationen durch das vorhandene Narbengewebe erschwert ist. Durch die Szintigraphie kann sicher funktionstüchtiges Restgewebe nachgewiesen werden (Abbildung 58i), vor allem speicherndes Restgewebe beim differenzierten Schilddrüsenkarzinom. Hier ist ^{131}J allerdings nach wie vor das Radionuklid der Wahl, da Speicherherde nicht selten erst auf Spätszintigrammen nach zwei bis drei Tagen mit dann minimaler Untergrundaktivität bei erhöhter Testdosis (ca. 2 mCi ^{131}J) zu erkennen sind. Wenn auch die modernen Gamma-Kameras auf die niederenergetischen Gamma-Strahlen von ^{99m}Tc und ^{123}J optimiert sind, kann die Gamma-Kamera-Szintigraphie unter Verwendung eines entsprechenden Kolimators durchaus auch für die ^{131}J-Szintigraphie eingesetzt werden. Die Nachweiswahrscheinlichkeit ist höher als bei der Scanner-Technik.

In diesem Zusammenhang ist darauf hinzuweisen, daß differenzierte Schilddrüsenkarzinome zwar ^{99m}Tc-O$_4$ bei der Primärdiagnostik anreichern können, im ^{131}J-Szintigramm dagegen als szintigraphisch kalt erscheinen. Dies ist damit zu erklären, daß im Tumorgewebe noch die Radionuklidanreicherung durch „Trapping" kurz nach der Injektion möglich ist, eine Organifizierung jedoch nicht stattfindet.

6.2.3. Quantitative Schilddrüsenszintigraphie

Die quantitative Auswertung von Schilddrüsenszintigrammen setzt eine elektronische Datenverarbeitungsanlage voraus, die heute zumindest in einfacher Form an praktisch allen modernen Gamma-Kameras vorhanden ist. Es können Bildserien im Rahmen der sog. Sequenz-Szintigraphie und über interessierende Regionen aus der elektronisch gespeicherten Sequenz-Szintigraphie abgeleitet werden, wodurch wegen der globalen funktionstopographischen Aussage des

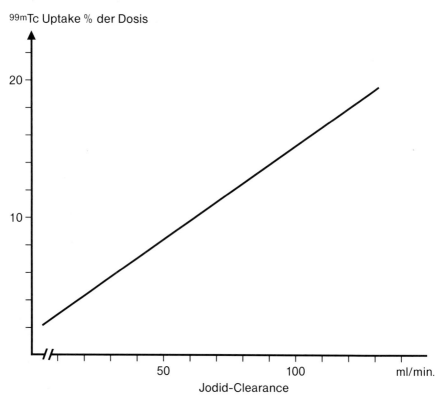

Abbildung 59:
^{99m}Tc-O$_4$-Uptake in der Schilddrüse in Abhängigkeit von der Jodid-Clearance.

Szintigramms die Möglichkeit einer anatomischen Zuordnung unter Gewinnung quantitativer totaler und regionaler Funktionsparameter im Schilddrüsenparenchym möglich werden.

Durchblutungsunterschiede innerhalb der Schilddrüse können durch die Einstromuntersuchung unter Verwendung im Blutkreislauf verbleibender Radionuklide wie ^{99m}Tc-Albumin nachgewiesen werden. Bei Einsatz von ^{99m}Tc-Pertechnetat ist es möglich, indirekt die Jodavidität der Schilddrüse zu messen, da zwischen dem Anreicherungsmechanismus für ^{99m}Tc-Pertechnetat in den Thyreozyten und der Jodid-Clearance eine Beziehung besteht (Abbildung 59). Die ^{99m}Tc-Pertechnetat-Aufnahme beträgt ca. 7 % bei einer Jodid-Clearance von 50 ml/min. Im Gegensatz zu ^{131}J oder ^{123}J geht das ^{99m}TcO$_4$ jedoch nicht in den organischen Jodpool der Schilddrüse ein, sondern es stellt sich ein Gleichgewicht zwischen Schilddrüsenparenchym und -plasma ein. Dadurch stellt die nach etwa 20 Minuten gemessene Aufnahme von 7 % ^{99m}Tc-Pertechnetat in der Schilddrüse bereits den Maximalwert dar, während bei Verwendung von Jodisotopen die Aufnahme nach 24 Stunden auf im allgemeinen etwa 50 % ansteigt.

Obwohl die thyreoidale Kinetik des ^{99m}Tc-O$_4$ komplex ist, besteht eine befriedigende Korrelation zwischen thyreoidaler Jodid-Clearance und der ^{99m}Tc-O$_4$-Aufnahmerate in der Schilddrüse, so daß ^{99m}Tc-O$_4$ nicht nur für die Schilddrüsenszintigraphie, sondern auch zur Erfassung der thyreoidalen Jodakkumulation geeignet ist. Der ^{99m}Tc-O$_4$-Speichertest mit Kalkulation eines relativen Aufnahmewertes 20 Minuten nach der Injektion als Prozentsatz der verabreichten Testradioaktivität zeigt empirisch ebenfalls eine sehr gute Korrelation zur Jodid-Clearance.

Die Jodid-Clearance ist ihrerseits auch direkt zu messen unter Verwendung von ^{123}J (oder auch ^{131}J). Hierbei ist es nicht nur möglich, die Global-Clearance der Schilddrüse zu erfassen, sondern auch die regionalen Clearances zur Diagnostik autonomer Adenome im Rahmen von Regulationstests. Die Untersuchungszeit für den Patienten ist dabei nicht länger als bei einer qualitativen Szintigraphie.

Dagegen erhöht sich der Aufwand für das technische Personal, da Zeiten genau eingehalten werden müssen und eine Auswertung am nachgeschalteten Rechner erforderlich ist.

Bei der Funktionsszintigraphie wird nicht nur die Szintigrammqualität durch gezielte Szintigramm-Modulation und optimierte Dokumentation verbessert, sondern der Informationsgehalt eines Szintigramms wesentlich erhöht. Nachträgliche Korrekturen, z. B. Übersteuerungen beim autonomen Adenom oder bei Jodblockierung, erlauben eine differenzierte Auswertung, ohne daß das Szintigramm wiederholt werden muß.

Die Messung der thyreoidalen Pertechnetat- (oder ^{123}J-Jodid-) Aufnahme in der Schilddrüse oder in einzelnen Anteilen der Schilddrüse vor und nach thyreoidaler Suppression erlaubt bei der oft schwierigen Diagnose der disseminierten oder lokalisierten thyreoidalen Autonomie Aussagen über die totale bzw. regionale Regulierbarkeit der Akkumulation der verwandten radioaktiven Indikatoren. Das Ausmaß der durch Schilddrüsenhormon erreichten Suppression wird in der Regel ermittelt, indem der Pertechnetat-Aufnahmewert nach Suppression prozentual auf den Aufnahmewert vor Suppression bezogen wird (Abbildung 60).

Häufig rein visuell nicht erkennbare Veränderungen im Speicherverhalten können durch die objektiv quantitative Auswertung durch den Nachweis einer unzureichenden Suppression festgestellt werden. Ohne Zweifel kann durch die

Funktionsszintigraphie in Verbindung mit anderen Befunden die Diagnose einer thyreoidalen Autonomie, vor allem im Übergangsstadium, in dem der TRH-Test noch positiv ausfällt, abgesichert werden.

Durch die Größenbestimmung von Knoten mit Hilfe des Sonogramms ist auch eine Quantifizierung der regionalen Radionuklidspeicherung im Rahmen der Diagnostik des autonomen Adenoms durch die Bestimmung des sog. Impuls-Dickenquotienten möglich, der das dickenbezogene Verhältnis der Radionuklidspeicherung in einem Knoten und im kontralateralen Gewebe darstellt. Erwartungsgemäß finden sich die höchsten Impuls-Dickenquotienten bei völlig dekompensierten autonomen Adenomen, während die niedrigsten Werte bei kompensierten autonomen Adenomen gefunden werden. Damit erlaubt der Impuls-Dickenquotient eine quantitative Aussage über die Speicheraktivität pro Volumeneinheit Schilddrüsengewebe.

Allerdings ist die Diagnostik des dekompensierten autonomen Schilddrüsenadenoms auch ohne sonographische Zusatzuntersuchung unproblematisch, da die Diagnose durch ein einfaches zusätzliches übersteuertes Szintigramm mit ausreichender Sicherheit gestellt werden kann oder in Zweifelsfällen die Funktionsszintigraphie vor und nach Suppression der thyreoidalen Radionuklidaufnahme (Abb. 60) eine sichere Aussage neben der in vitro-Funktionsdiagnostik erlaubt. Da autonome Adenome häufig multilokulär vorkommen, haben sich die letztgenannten Verfahren für den Nachweis multiregionaler Autonomien besser bewährt, zumal der Impuls-Dickenquotient keine sichere Abschätzung der Stoffwechsellage bei Patienten mit autonomen Adenomen erlaubt.

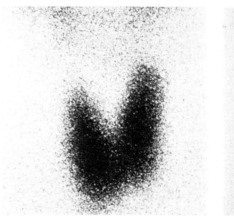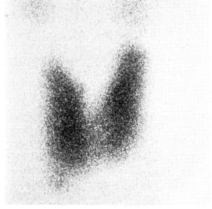

Abbildung 60:
Fehlende Suppression der $^{99m}TcO_4$-Aufnahme bei disseminierter thyreoidaler Autonomie. Rechts: nach Gabe Levo-Thyroxin.

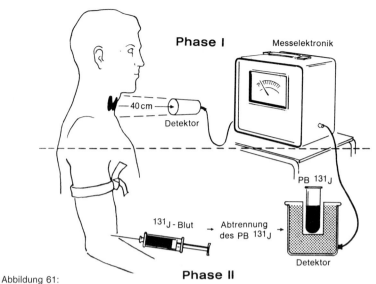

Phase I Messelektronik

40 cm

Detektor

PB 131J

131J - Blut → Abtrennung des PB 131J →

Detektor

Abbildung 61:
Prinzip des Radiojod-Zweiphasentestes.

Phase II

6.3. Jodstoffwechseluntersuchungen

Durch die Vielzahl moderner in vitro-Teste und die Möglichkeiten der quantitativen Schilddrüsenfunktionsszintigraphie haben die globalen, sich über längere Zeiträume erstreckenden Jodstoffwechseluntersuchungen mit radioaktiven Indikatoren in den letzten Jahren weitgehend an Bedeutung verloren. Der Vollständigkeit halber sollen diese „alten" Verfahren nachfolgend kurz beschrieben werden.

6.3.1. Konventioneller Radiojod-Zweiphasentest (RJT)

Das Prinzip des Radiojod-Zweiphasentestes beruht darauf, daß es nach Verabreichung einer Spurendosis radioaktiven Jods (^{131}J, neuerdings ^{123}J) zu einer Markierung des normalen, im Körper befindlichen Jods (^{127}J) kommt.

Nachdem das Radiojod dem Patienten nach Abnahme von Blut für die in vitro-Teste durch die gleiche Nadel intravenös verabreicht wurde (eine orale Applikation auf nüchternen Magen ist ebenfalls möglich), wird die endogene Jodkinetik verfolgt. Es wird sowohl die radioaktive Strahlung des Radiojod in der Schilddrüse als auch in vitro in Blutproben gemessen (Abbildung 61).

Die unzähligen Verfahren, die seit Einführung der Radiojodtechnik vor ca. 40 Jahren beschrieben wurden, bestimmen fast ausnahmslos in irgendeiner Form die Geschwindigkeit, mit der die radioaktive Spurendosis vom anorganischen Jodpool des Körpers durch die Schilddrüse in Abhängigkeit von der Zeit

131

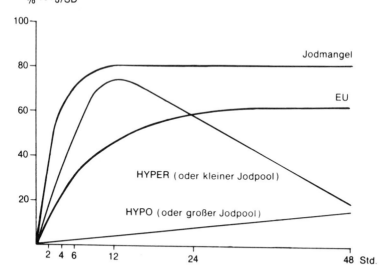

Phase I : Thyreoidale ^{131}J - Aufnahme

% ^{131}J/SD

Jodmangel

EU

HYPER (oder kleiner Jodpool)

HYPO (oder großer Jodpool)

Phase II Hormonsekretionsrate (PB ^{131}J) 24 (oder 48) Std. nach Gabe des ^{131}J

% ^{131}J/I Serum

anorganisches ^{131}J

organisches ^{131}J

EU

HYPER (oder kleiner Jodpool)

HYPO (oder großer Jodpool) (oder Jodfehlwertung)

Abbildung 62:
Typische Ergebnisse des Radiojod-Zweiphasentestes.

angereichert und in radioaktives Hormonjod umgewandelt wieder an die Blutbahn abgegeben wird. Man spricht daher von einem Radiojod-Zweiphasenstudium mit einer „Jodid-Phase" und einer „Hormon-Phase" (Abbildung 62).

Im allgemeinen erstreckt sich die Untersuchung über 24 Stunden. Methoden, die nur die thyreoidale Jodavidität, nicht aber die radioaktive Hormoninkretion messen, haben eine geringere Aussagekraft, da durch die ausschließliche Messung der thyreoidalen Radiojodaufnahme in Prozent der verabfolgten Spurendosis nichts über die chemische Form des Radiojods in der Schilddrüse bzw. im Organismus ausgesagt werden kann. Es ist daher empfehlenswert, auch die Inkretion radioaktiven Hormonjods in vitro zu bestimmen. Hierzu wird aus einer Serumprobe durch einen Anionenaustauscher das anorganische Jod vom proteingebundenen Jod, dem PB^{131}J abgetrennt.

Aus Geschwindigkeit und Größe des radioaktiven Jodumsatzes ergeben sich für die verschiedenen Schilddrüsenfunktionszustände charakteristische Verhältnisse (Abbildung 63). Bei der Euthyreose erfolgt eine allmähliche thyreoidale Anreicherung des radioaktiven Jods. In Jodmangelgebieten ist die Jodavidität der Schilddrüse erhöht. Bei der Hyperthyreose erfolgt ein rascher und hoher Jodumsatz, bei der Hypothyreose ein langsamer und niedriger Jodumsatz.

Normalwerte für das Radiojod-Stoffwechselstudium gibt es nicht. Die Höhe der Radiojodaufnahme in der Schilddrüse hängt vom Jodangebot in der Nahrung und vom Jodgehalt der Schilddrüse ab. Die Spurendosis radioaktiven Jods wird bei jedem Patienten in einen endogenen Jodpool unbekannter Größe gegeben. Dadurch ändert sich die spezifische Radioaktivität im Körper.

Obwohl in allen drei Beispielen der Abbildung 63 der gleiche Schilddrüsenfunktionszustand vorliegt, kann durch die alleinige Beurteilung des Radiojod-Zweiphasentestes bei verkleinertem endogenen Jodpool die Fehldiagnose einer Hyperthyreose, bei vergrößertem Jodpool die Fehldiagnose einer Hypothyreose gestellt werden. Ersteres ist vor allem in Jodmangelgebieten, letzeres vor allem nach Verabreichung jodhaltiger Medikamente, insbesondere jodhaltiger Röntgenkontrastmittel, der Fall.

Eine Indikation zur Durchführung des Radiojod-Zweiphasentestes besteht eigentlich nur noch zur Ermittlung der therapeutisch erforderlichen ^{131}J-Menge bei einer Radiojodtherapie. Die zu applizierende ^{131}J-Menge hängt einerseits von der thyreoidalen Radiojodaufnahme und der Verweildauer des ^{131}J in der Schilddrüse sowie der Menge des ^{131}J speichernden Schilddrüsengewebes ab, das aus dem Sonogramm (s. 6.1.2.) und ^{131}J-Szintigramm (am Ende des Radiojod-Zweiphasentestes) exakt ermittelt werden kann.

Für die Funktionsdiagnostik von Schilddrüsenerkrankungen hat der Radiojod-Zweiphasentest heute praktisch keine Bedeutung mehr und sollte wegen der relativ hohen Strahlenbelastung bei Verwendung von ^{131}J (s. 6.2.) möglichst nicht mehr angewandt werden.

6.3.2. Jodid-Clearance (^{123}J)

Während beim Radiojod-Zweiphasentest die prozentuale thyreoidale Radiojodaufnahme bei hohen Jodaufnahmen zu einer Größe wird, die nur sehr ungenau die

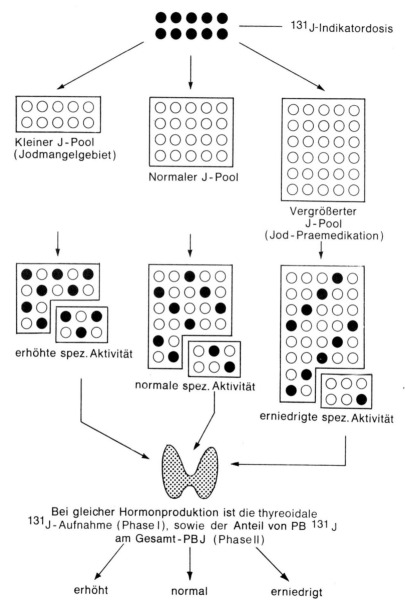

Abbildung 63:
Einfluß von Jodpool-Veränderungen auf das Ergebnis des Radiojod-Zweiphasentestes.

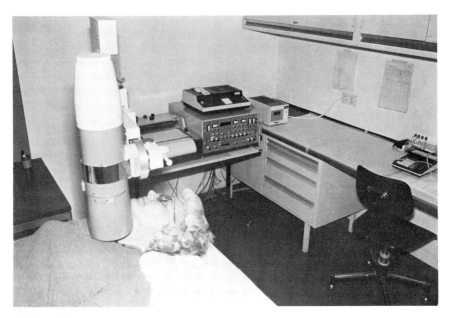

Abbildung 64:
Aufzeichnung der ^{123}J-Jodid-Clearance der Schilddrüse.

Schilddrüsenfunktion charakterisiert, ist bei einer Bestimmung der Jodid-Clearance eine exaktere Aussage möglich.

Etwa 10 Minuten nach intravenöser Injektion von 100 bis 200 µCi ^{123}J wird über 20 Minuten der Radioaktivitätseinstrom in die Schilddrüse mit einem Strahlendetektor über der Schilddrüse beim liegenden Patienten registriert (Abbildung 64). Etwa in der Mitte der Meßzeit wird eine Blutprobe zur Bestimmung der Serumkonzentration von ^{123}J entnommen. Aus der Steigung der Zeitaktivitätskurve und der Serumkonzentration kann aus dem Verhältnis der Aktivitätsaufnahme pro Zeiteinheit (dA/dt) und der Serumkonzentration (C_p) die Clearance berechnet werden.

Normalerweise liegt die Jodid-Clearance der Schilddrüse bei 50 ml/min. (Abbildung 59). Bei euthyreoten Strumen ist die Clearance auf etwa 100 ml/min erhöht, bei Hyperthyreosen auf Werte bis zu 1000 ml/min.

Wenn auch die Clearance-Bestimmung mit ^{123}J eine gute Abgrenzung eu-, hyper- und hypothyreoter Zustände ermöglicht, hat sich das Verfahren gegenüber den

135

weitverbreiteten in vitro-Testen und der Möglichkeit der Funktionsszintigraphie nicht durchsetzen können. Das liegt im wesentlichen an zwei Gründen: An der als Zyklotronprodukt eingeschränkten Verfügbarkeit des ^{123}J und der trotz unterschiedlicher Herstellungsverfahren vorhandenen geringgradigen Verunreinigung, vor allem an ^{124}J und ^{125}J bei der Produktion von ^{123}Jod. Durch zunehmende Verwendung von ^{123}Jod auch für die Funktionsszintigraphie dürfte das Verfahren evtl. mehr Einsatz finden.

6.3.3. Clearance-Äquivalent (^{99m}Tc-Uptake)

Die in Abschnitt 6.2.3. besprochene Messung der thyreoidalen Pertechnetat-Aufnahme im Rahmen der quantitativen Schilddrüsenszintigraphie kann auch mit einem einfachen Strahlendetektor wie die Jodid-Clearance bestimmt werden. Zwischen der Pertechnetat-Aufnahme der Schilddrüse und der Jodid-Clearance besteht eine Beziehung (Abbildung 59).

Es wurde bereits erwähnt, daß wegen der fehlenden organischen intrathyreoidalen Bindung des Pertechnetats das ^{99m}TcO$_4$ die Schilddrüse sehr schnell wieder verläßt, während die Jodaufnahme in der Schilddrüse weiter ansteigt. Da nur eine kleine Menge des applizierten ^{99m}TcO$_4$ in der Schilddrüse aufgenommen wird, wird an die Meßgenauigkeit eine hohe Anforderung gestellt. Gegenüber der Sondenmessung hat sich daher die Gamma-Kamera mit elektronischer Ausblendung der interessierenden Region Schilddrüse und Ermittlung der prozentualen Pertechnetat-Aufnahme in der Schilddrüse in Prozent der verabreichten Radioaktivitätsmenge besser als die einfache Sondenmessung bewährt.

Wie alle Bestimmungen der Jodid-Clearance und ihrer Äquivalente hat auch die thyreoidale Pertechnetat-Aufnahme allein keine Aussagekraft, da sie lediglich eine Aussage über die Höhe der Jodid-Clearance, nicht aber bei erhöhten Werten eine Aussage über die Ursache der Clearance-Erhöhung gestattet. Der Beweis muß durch den Suppressionstest erfolgen.

6.3.4. Suppressionstest

Zur Prüfung der Frage, ob der Regelmechanismus zwischen Schilddrüse und Hypophyse intakt ist, wird der Radiojod-Zweiphasentest oder werden die Clearance bzw. ein Clearance-Äquivalent wie der ^{99m}TcO$_4$-Uptake in der Schilddrüse nach einer protrahierten oralen Medikation mit Schilddrüsenhormon wiederholt. Das Verfahren entspricht demjenigen der Funktionsszintigraphie vor und nach thyreoidaler Suppression (Abbildung 60).

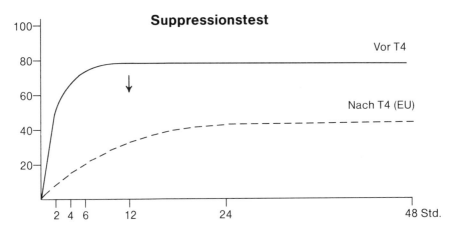

% ^{131}J/SD

Suppressionstest

Vor T4

Nach T4 (EU)

100 — 80 — 60 — 40 — 20 —

2 4 6   12   24   48 Std.

Abbildung 65:
Schema des Einflusses von T$_4$ auf die thyreoidale ^{131}J-Aufnahme.

Im allgemeinen werden 14 Tage lang täglich 200 µg L-Thyroxin verabreicht. Die Wiederholungsuntersuchung kann unter der oft ohnehin einzuleitenden Therapie mit Schilddrüsenhormonen erfolgen.

Normalerweise wird durch die artifizielle Erhöhung des Schilddrüsenhormonspiegels im Serum die Synthese und Freisetzung des TSH aus dem Hypophysenvorderlappen gebremst (Abbildung 8). Das Maximum der thyreoidalen Aufnahme des verwandten Radionuklids sinkt um mehr als 20% des ursprünglichen Wertes ab (Abbildung 65). Der Test ist in diesem Fall positiv ausgefallen.

Bei der Hyperthyreose, bei der der Regelmechanismus unterbrochen ist und ohnehin die TSH-Synthese in der Hypophyse durch Induktion eines Hemmproteins weitgehend aufgehoben ist, tritt nach der Schilddrüsenhormongabe keine Änderung der thyreoidalen Aufnahme des radioaktiven Indikators ein. Der Suppressionseffekt ist negativ. Die Kurve fällt nach der Schilddrüsenhormonmedikation nicht wie bei der Euthyreose ab.

Im allgemeinen korreliert das Ergebnis des Suppressionstestes wie auch das Ergebnis der Funktionsszintigraphie vor und nach Suppression mit Schilddrüsenhormon gut mit dem Ergebnis des TRH-Testes. Stellt man das Ausmaß der thyreoidalen Supprimierbarkeit und die Änderung des TSH-Spiegels nach

137

TRH-Belastung gegenüber, so kommt es im allgemeinen zu einer kontinuierlichen Abnahme beider Parameter bei zunehmender thyreoidaler Autonomie.

Wenn bei bestehendem Jodmangel die Hormonproduktion allein durch autonomes Gewebe nicht die normale Höhe erreicht, muß zusätzlich gesundes Gewebe unter TSH-Stimulation seinen Beitrag zur Hormonversorgung leisten. Der TRH-Test kann in diesen Fällen noch normal ausfallen. Der Verdacht auf eine thyreoidale Fehlregulation ergibt sich, wenn die Jodid-Clearance oder das Clearance-Äquivalent in Relation zum individuellen freien Thyroxin zu hoch erscheinen. Der Suppressionstest kann in diesen Fällen bereits negativ ausfallen.

Daß die Ergebnisse des TRH-Testes und des Suppressionstestes nicht immer gleichsinnig verändert sind, liegt entweder daran, daß die Minderung der TSH-Sekretion sich mit den üblichen radioimmunchemischen Verfahren infolge ihrer unzureichenden Empfindlichkeit nicht sicher erfassen läßt, oder aber es besteht ein zusätzlicher, direkter Rückkopplungsmechanismus zwischen Schilddrüse und Hormonkonzentration im Blut. Er ist wahrscheinlich wesentlich unempfindlicher als der der Hypophyse und kommt erst zum Tragen, wenn der Rückkopplungsmechanismus zwischen Hypophyse und Hormonkonzentration voll ausgeschöpft ist.

Da der TRH-Test in über 90 % der Fälle von autonomen Adenomen negativ ausfällt, müßte man theoretisch fordern, daß sich bei diesen Patienten das perinoduläre, nicht der Autonomie unterliegende Gewebe im Szintigramm nicht mehr darstellt. Dieses ist jedoch keineswegs der Fall. Es gibt autonome Adenome, bei denen sich das perinoduläre ganz, zum Teil, oder gar nicht mehr darstellt. Dies ist offenbar von der Höhe der Schilddrüsenhormonkonzentration abhängig.

Mit der modernen Gamma-Kamera-Szintigraphie ist es oft möglich, durch hochempfindliche Geräteeinstellung das perinoduläre Schilddrüsengewebe auch bei dekompensierten autonomen Adenomen noch darzustellen, ohne mit TSH stimulieren zu müssen. Dieses ist darauf zurückzuführen, daß die Schilddrüse eine unabhängige Basisfunktion besitzt.

Wegen der genannten Schwierigkeiten wird der global mit einer Meßsonde über der Schilddrüse bestimmte Unterschied der thyreoidalen Radionuklidaufnahme vor und nach Suppression kaum noch durchgeführt, und die Funktionsszintigraphie, die eine regionale Änderung der Supprimierbarkeit des Schilddrüsengewebes erkennen läßt, vorgezogen. Im Unterschied zum TRH-Test wird beim Suppressionstest die Hypophyse nicht stimuliert, sondern supprimiert. Der Effekt der Suppression, d. h. einer normalen oder verminderten TSH-Ausschüttung wird eine Ebene tiefer als beim TRH-Test, nämlich an der Änderung der thyreoidalen

Radionuklidaufnahme durch die Schilddrüse abgelesen. Hier interessiert vor allem die regional unterschiedliche Radionuklidaufnahme.

6.3.5. Stimulations-Test

Im Gegensatz zum Suppressionstest, der vor allem zur Abgrenzung der Hyperthyreose von jodaviden Schilddrüsen indiziert ist, insbesondere beim Nachweis thyreoidaler Autonomien, ist der Stimulationstest mit TSH zur Differentialdiagnose der primären und sekundären Hypothyreose heute nicht mehr angezeigt, da diese Differenzierung mit Hilfe des TRH-Testes sicher möglich ist.

Auch für die Diagnostik des autonomen Adenoms sollte der Stimulationstest nicht mehr angewandt werden, da mit Hilfe hochempfindlicher Geräteeinstellung (Übersteuerung) und durch die Sonographie der Nachweis des perinodulären Gewebes ohne TSH-Stimulation gelingt. Injektionen von bovinem TSH sollten wegen möglicher allergischer Reaktionen möglichst nicht mehr durchgeführt werden.

6.3.6. Depletionstest

Bei Verdacht auf Jodfehlverwertungsstörungen, vor allem bei Verdacht auf eine fehlende Organifikation des Jods in der Schilddrüse, kann der Depletionstest durchgeführt werden. Das Verfahren besteht in einer Wiederholung des Radiojodtestes (s. 6.3.1.) eine Woche nach dem ersten Radiojod-Zweiphasentest. Zwei bis vier Stunden nach einer erneuten Radiojod-Spurendosis werden 5 mg Natriumperchlorat intravenös injiziert. Eine orale Applikation von 1 g Kaliumperchlorat ist ebenfalls möglich.

Falls das von der Schilddrüse aufgenommene Jodid nicht sofort oxidiert wird, erfolgt eine Ausschwemmung des Radiojods mit einem Kurvenabfall um mindestens 50 % der maximalen thyreoidalen Radiojodaufnahme. Der Depletionstest ist in diesem Fall positiv ausgefallen (Abbildung 66).

Der Effekt der Radiojod-Depletion bleibt bei normaler Jodisation aus. Da sich aus dem Ergebnis des Depletionstestes keine praktisch-therapeutischen Konsequenzen ergeben, wird dieser Test heute kaum mehr angewandt.

6.3.7. Quantifizierung des Jodgehaltes der Schilddrüse mit Hilfe der Fluoreszenz-Technik

Von allen bisher beschriebenen Verfahren zur Quantifizierung des intrathyreoidalen Jods in vivo beim Menschen hat die Fluoreszenz-Technik die größte

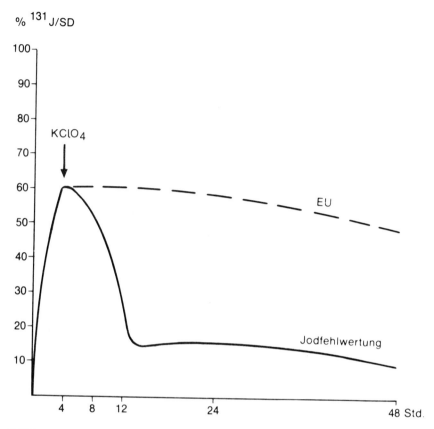

Abbildung 66:
Schema des Depletionstestes.

praktische Bedeutung erlangt. Die Grundlage des Verfahrens ist die Messung der charakteristischen Röntgenstrahlung, die durch Wechselwirkung von Photonen (meist Gamma-Quanten des Radionuklids [241]Americium) mit Elektronen der innersten K-Schale des Jodatoms entsteht. Ihre Intensität ist proportional der Jodmenge im bestrahlten Schilddrüsengewebsvolumen.

Es können sowohl global die Jodmenge in der Gesamtschilddrüse als auch durch szintigraphische Darstellung die Verteilung des Jods innerhalb der Schilddrüse bestimmt werden. Da in Deutschland ein ausgeprägter alimentärer Jodmangel besteht (Abbildung 1), ist die Fluoreszenz-Technik jedoch nicht als routinemäßiges Alternativverfahren zur Darstellung der Schilddrüse zu betrachten, zumal abgesehen von Qualitätsunterschieden in der Abbildung die funktionelle Information nicht identisch ist mit derjenigen der herkömmlichen Radionuklidszintigraphie. Allenfalls hat das Verfahren Bedeutung in der Pädiatrie und bei der Diagnostik Schwangerer.

Es muß jedoch betont werden, daß für die Anregung des Jods sehr hohe Strahlenquellen erforderlich sind, die einen großen sicherheitstechnischen Aufwand bedingen. Derzeit gibt es keine kommerziell hergestellten Geräte für die Fluoreszenz-Technik zur Bestimmung des Jodgehaltes in der Schilddrüse.

Die Fluoreszenz-Technik hat vor allem Bedeutung für wissenschaftliche Fragestellungen zum Nachweis des intrathyreoidalen Jodgehaltes, z.B. bei thyreoidaler Autonomie, jodinduzierter Hyperthyreose, Jodidbehandlung juveniler Strumen und evtl. bei der Verlaufsbeobachtung der Thyreoiditis.

6.4. Feinnadelbiopsie der Schilddrüse (FNB)

Täglich taucht im Rahmen der Schilddrüsendiagnostik die Frage auf, welches morphologische Korrelat einem palpatorisch, sonographisch und/oder szintigraphisch auffälligen Areal innerhalb der Schilddrüse zugrunde liegt.

Im Hinblick auf das seltene Vorkommen von Schilddrüsenkarzinomen hat sich die Feinnadelpunktion zunehmend bewährt, um präoperativ benigne und maligne Läsionen identifizieren zu können und auf diese Weise unnötige prophylaktische chirurgische Eingriffe zu vermeiden.

Der szintigraphisch „kalte" Knoten bildete bisher die Hauptindikation zur Feinnadelpunktion, jedoch sollten grundsätzlich alle tastbaren Veränderungen der Schilddrüse , vor allem alle sonographisch auffälligen, hier insbesondere die echoarmen Areale, punktiert werden.

Als oberflächlich gelegenes und damit leicht zugängliches Organ bietet sich die Schilddrüse für eine Aspirationsbiopsie geradezu an. Die Feinnadelpunktion der Schilddrüse sollte im Anschluß an die Sonographie oder Szintigraphie möglichst durch den gleichen Untersucher beim liegenden Patienten bei Dorsalflexion des Halses durchgeführt werden.

Nach Desinfektion der Haut wird der Knoten punktiert. Eine Lokalanaesthesie ist nicht erforderlich. Das Instrumentarium für die Feinnadelpunktion ist einfach: Eine 10 ml Plastikspritze mit 12er Kanüle. Die Spritze wird in einen Halter eingespannt, der eine einhändige Punktion und Aspiration ermöglicht (Abbildung 67). Die freibleibende Hand dient der Lokalisation und Fixierung des zu punktierenden Schilddrüsenknotens.

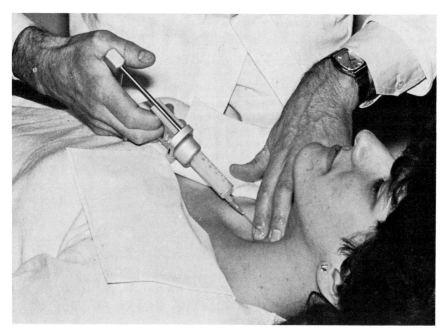

Abbildung 67:
Punktion eines Schilddrüsenknotens.

Die Nadel wird ohne Lokalanästhesie in den Schildrüsenknoten eingestochen und nach Zurückziehen des Spritzenkolbens unter Unterdruck Y-förmig schnell innerhalb des Knotens vor- und zurückgeschoben. Nach Abschluß der Aspiration läßt man den Spritzenkolben in die Ausgangsstellung zurückgleiten. Erst nach Aufhebung des Sogs wird die Nadel aus dem Knoten entfernt. Das im Kanülenschaft befindliche Aspirat wird auf einen Objektträger gebracht und wie ein Blutausstrich behandelt (Abbildung 68).

Der Patient selbst komprimiert nach der Punktion mit einem Tupfer für zwei bis drei Minuten die Punktionsstelle. Nur selten entstehen kleinere Hämatome. Infektionen treten praktisch nie auf. Das Risiko einer Tumorzellverschleppung ist gegeben, jedoch selten. Ungünstige Auswirkungen der Feinnadelpunktion auf spätere Operationen sind nicht bekannt.

Die Punktion ist einfach, rasch und ambulant durchzuführen. Sie ist in der Hand des Geübten weitgehend komplikationslos und belästigt den Patienten kaum

142

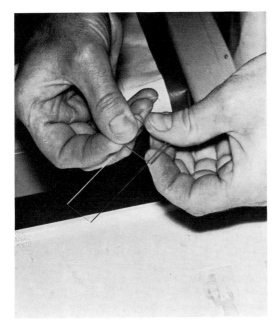
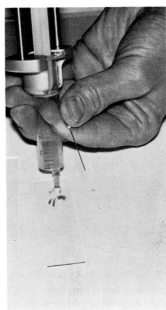

Abbildung 68:
Ausstrichtechnik im Rahmen der Schilddrüsenzytologie.

mehr als eine venöse Blutentnahme. Die Aspirationsbiopsie ist für den Patienten psychologisch wichtig, da diese oft unter der Unsicherheit, daß möglicherweise ein bösartiger Schilddrüsentumor vorliegt, erheblich leiden. Mit Hilfe der Feinnadelaspirationsbiopsie kann in etwa 90 % der Fälle eine meist relativ zuverlässige Diagnose gestellt werden.

Fehlerquellen der Feinnadelbiopsie sind falsche Punktionslokalisation, falsche Punktionstechnik, falsche Ausstrichtechnik, schlechte Färbetechnik und vor allem unzureichende klinische Informationen. So finden sich z.B. nach antithyreoidaler Behandlung Kernatypien an den Thyreozyten als Folge einer Gegenregulation, die fälschlicherweise den Verdacht auf eine maligne Entartung lenken können. Eine solche Fehlerquelle ist durch Kenntnis der Anamnese und der vorangegangenen Therapie zu vermeiden. Falsch positive Befunde finden sich bei mangelnder zytologischer Erfahrung, entzündlichen Veränderungen und hochgradigen degenerativen Veränderungen.

Die zytologische Einordnung der Schilddrüsenpunktate erfolgt in fünf Gruppen entsprechend einem Übereinkommen der Sektion Schilddrüse der Deutschen Gesellschaft für Endokrinologie:

Gruppe 0: Kein verwertbares Material

Gruppe I: Normale Thyreozyten

Gruppe II: Abweichung von der Norm: Degenerative Veränderungen, Makrophagen (Histiozyten), Onkozyten, Entzündungszellen (Lymphozyten, Histiozyten), Riesenzellen vom Fremdkörpertyp

Gruppe III: Zellanomalien mit Variation von Zell- und Kerngröße, Nukleolen, zahlreichen Onkozyten, follikulärer Neoplasie (Proliferation)

Gruppe IV: Höhergradige, malignitätsverdächtige Zellatypien

Gruppe V: Eindeutige Tumorzellen

In der Praxis hat eine Unterteilung der zweifelhaft (Gruppe III) und stärker verdächtigen (Gruppe IV) Befunde eine untergeordnete Bedeutung, da man in diesen Fällen fast immer eine bioptische Klärung des Befundes anstreben sollte. Da der erfahrene Zytopathologe differenzierte Aussagen machen kann, sollte die an der Malignitätsskala ausgerichtete Befundmitteilung immer durch eine Textdiagnose, die sich terminologisch am histologischen Substrat orientiert, ergänzt werden.

Die folgenden Abbildungen* zeigen für die einzelnen Gruppen charakteristische Schilddrüsenzytogramme. Abbildung 69a zeigt im dichten Verband liegende normale Thyreozyen in einer atypisch geformten Schilddrüse, deren linker kleinerer Lappen punktiert wurde (Gruppe I).

Der zytologische Befund zeigt bei gutartigen Strumen eine enorme Vielfalt von Bildern in Abhängigkeit von der Funktion, Degeneration, möglichen Entzündungen und der Adenombildung.

Etwa 50 % solcher Strumen enthalten gutartige Adenome oder zeigen eine gutartige degenerative Veränderung (Gruppe II).

Rund ein Viertel aller szintigraphisch „kalten" Knoten ist schon bei der Punktion als Schilddrüsenzyste zu erkennen, vor allem wenn vorher im Sonogramm liquide Strukturen nachgewiesen werden konnten. Zystenpunktionen haben oft einen bleibenden therapeutischen Wert. Es kann gelegentlich eine sehr große Flüssigkeitsmenge aspiriert werden. Die Zysten können sich jedoch nach Tagen bis Wochen wieder füllen.

---

* Die Mikrophotogramme und zytologischen Beurteilungen verdanke ich Herrn Dr. H. Wohlenberg, Fachbereich Hämatologie – Zytologie der Deutschen Klinik für Diagnostik, Wiesbaden

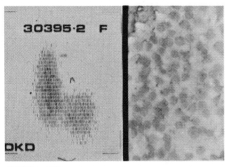

Abbildung 69a:
Szintigraphisch atypisch geformte Schilddrüse. Im dichten Verband gelegene normale Thyreozyten (Gruppe I, Normalbefund).

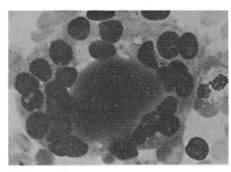

Abbildung 69b:
Normaler Schilddrüsenfollikel mit homogenem Schilddrüsenkolloid (Gruppe I).

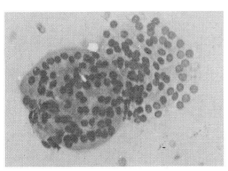

Abbildung 69c:
Normale Follikelzellen, die lose zusammenhängen (Gruppe I).

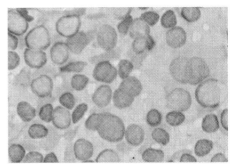

Abbildung 69d:
Dichter Verband von gut ausdifferenzierten Lymphozyten mit einzeln eingestreuten Plasmazellen, ein Befund, wie er für eine Struma lymphomatosa typisch ist (Gruppe II).

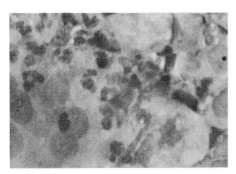

Abbildung 69e:
Befund einer eitrigen akuten Thyreoiditis (Gruppe II).

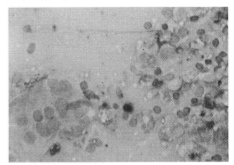

Abbildung 69f:
Subakute granulomatöse Thyreoiditis de Quervain mit Histiozyten und Epitheloidzellen sowie mehrkernigen Riesenzellen vom Fremdkörpertyp (Gruppe II).

145

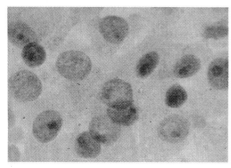

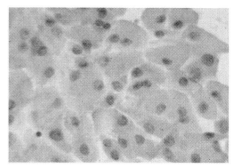

Abbildung 69g:
Aspirat mit hohem Zellgehalt und wenig Kolloid.
Atypisches Adenom (Gruppe II).

Abbildung 69h:
Onkozytäres Adenom (Gruppe III).

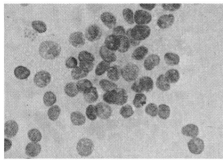

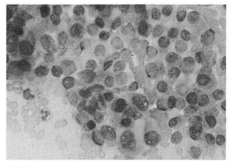

Abbildung 69i:
Follikuläres Karzinom mit deutlichen Zellatypien. Die Zellen sind größer als bei der gutartigen Struma (Gruppe V).

Abbildung 69j:
Papilläres Schilddrüsenkarzinom. Das Zytoplasma ist dichter als beim follikulären Karzinom (Gruppe V).

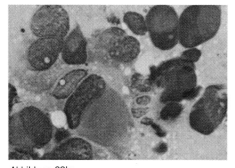

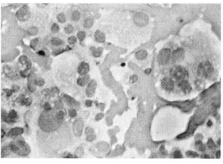

Abbildung 69k:
Angioendotheliom (Gruppe V).

Abbildung 69l:
Metastase eines Plattenepithelkarzinoms des linken Hauptbronchus in der Schilddrüse (Gruppe V).

Abbildung 69b zeigt einen normalen Follikel mit homogenem Schilddrüsenkolloid. Die Kerne der Thyreozyten sind rund oder etwas oval. Das Chromatin ist dicht. Nukleolen sind nicht sichtbar. Das Zytoplasma ist feingranuliert mit undeutlicher Begrenzung. Es finden sich wenige Vakuolen. Solche Befunde mit reichlich Kolloid und wenigen, größtenteils normalen Thyreozyten finden sich häufig bei der Kolloidstruma. Im allgemeinen ist dies eine Folge der Hyperplasie, die durch Schilddrüsenhormonmangel hervorgerufen wurde. Später werden die hyperplastischen Follikel überdehnt, es entwickeln sich zunächst kleine, später dann größere Knoten. Schließlich können sich nicht funktionierende Adenome, Zysten und Verkalkungen entwickeln.

Die zytologische Untersuchung von Aspiraten aus nicht zystisch veränderten Kröpfen zeigt Kolloid und vorwiegend normale Follikelzellen, die häufig lose zusammenhängen (Abbildung 69c). Aspirate aus zystischen Kolloidstrumen zeigen mikroskopisch mehr oder weniger reichlich Kolloid, zahlreiche Phagozyten mit schaumigem Zytoplasma und Pigmenteinschlüssen sowie Follikelzellen mit nackten Kernen.

Der Verdacht auf eine Thyreoiditis kann bei genügender Materialausbeute durch eine Punktion und Zytodiagnostik erhärtet werden. Hier ist die Feinnadelaspirationsbiopsie besonders wertvoll, wenn Klinik und Laborwerte nicht eindeutig sind. Abbildung 69d zeigt einen dichten Verband von gut ausdifferenzierten Lymphozyten mit einzelnen eingestreuten Plasmazellen, ein Befund, wie er für eine Struma lymphomatosa typisch ist. Es finden sich auch relativ häufig Onkozyten.

Abbildung 69e zeigt den Befund bei einer eitrigen akuten Thyreoiditis, die ein anaplastisches Karzinom maskieren kann, so daß evtl. mehrfache Biopsien erforderlich sind, falls klinische Zweifel an der Diagnose einer akuten Thyreoiditis bestehen.

Abbildung 69f zeigt den Befund eine subakuten granulomatösen Thyreoiditis de Quervain. Im Vordergrund stehen Histiozyten bzw. Epitheloidzellen und mehrkernige Riesenzellen vom Fremdkörpertyp. Es ist zu beachten, daß etwa bei der Hälfte der papillären Schilddrüsenkarzinome reichlich Lymphozyten und auch Riesenzellen vorkommen.

Bei der invasiven fibrösen Thyreoiditis ist die Zellausbeute gering. Meist finden sich fibroblastenähnliche Zellen.

Das zytologische Bild des Schilddrüsenkarzinoms ist vielseitig. Findet sich im Aspirat ein hoher Zellgehalt mit wenig Kolloid und liegen die Zellen in Ringstrukturen, besteht der Verdacht auf atypische Knotenbildungen bzw. Adenome. Dies wird noch erhärtet durch das Vorhandensein von Nukleolen (atypisches Adenom) (Abbildung 69g).

Da es außerordentlich schwierig ist, Adenome und Karzinome mit follikulärer Struktur zytologisch zu unterscheiden, werden diese als „follikuläre Neoplasie" zusammengefaßt. Zellbilder der follikulären Neoplasie werden zytologisch als verdächtig eingestuft. Stets sollte eine histologische Klärung angestrebt werden. Der Preis für dieses diagnostische Vorgehen ist eine relativ hohe Zahl falsch verdächtiger zytologischer Befunde. Andererseits wird man auf diese Weise Karzinome finden, die sonst erst durch ihre [131]J-speichernden Metastasen entdeckt worden wären. Schwierig kann auch die Einordnung onkozytärer Adenome sein (Abbildung 69h).

Beim follikulären Karzinom (Abbildung 69i) finden sich follikelähnliche Komplexe und deutlichere Zellatypien. Die Zellen sind größer als bei der gutartigen Struma. Nukleolen sind vorhanden. Zytoplasmagrenzen sind oft unbestimmt.

Beim papillären Schilddrüsenkarzinom (Abbildung 69j) enthält das Aspirat große Mengen papillär angeordneter Tumorzellen. Die Tumorzellen zeigen besser erkennbare Zytoplasmagrenzen und das Zytoplasma ist dichter als bei follikulären neoplastischen Zellen. Neben papillären und follikulären kommen solide Strukturen vor. Auch zystische Veränderungen können vorkommen. Teile des papillären Karzinoms können eine onkozytäre Transformation aufweisen. Die Tumorzellen des papillären Karzinoms sind oft vermischt mit mehrkernigen Riesenzellen und Lymphozyten. Im Ausstrich der Aspirationsbiopsie des medullären Karzinoms vermißt man follikuläre oder papilläre Strukturen. Größe und Form der Kerne sind sehr unterschiedlich. Das Zytoplasma der Tumorzellen kann variable Mengen roter Granula enthalten.

Undifferenzierte Karzinome wie z.B. Haemangioendotheliome (Abbildung 69k), anaplastische Karzinome und wenig differenzierte maligne Lymphome treten gewöhnlich im Alter von 60 bis 70 Jahren auf und sind selten.

Bei Metastasierung anderer Tumoren in die Schilddrüse handelt es sich meistens um Metastasen von Nierenkarzinomen, Mammakarzinomen, Melanomen, Bronchuskarzinomen, Larynxkarzinomen. Bei dem in Abbildung 69l dargestellten Fall fanden sich zwei kirschgroße derbe Knoten oberhalb des linken Schilddrüsenlappens. Das zytologische Bild zeigt Zellen eines wenig differenzierten Karzinoms in diesem Knoten. Es handelt sich um die Metastase eines nicht verhornenden Plattenepithelkarzinoms des linken Hauptbronchus.

Diese zwölf Beispiele demonstrieren, daß die Feinnadelaspirationsbiopsie eine wertvolle Hilfe beim Ausschluß oder bei der Bestätigung eines Schilddrüsenkarzinoms sein kann. Es ist offenkundig, daß beispielsweise die Diagnose „papilläres" oder „medulläres Karzinom" für die präoperative klinische Diagnostik und für die Operationsplanung von größerem Nutzen ist als der Befund „Gruppe V". Für den Histologen, der das zytologische Präparat nicht immer einsehen kann, da zytologische und histologische Beurteilung häufig nicht von einer Institution ausgeübt werden, bedeutet die zytologische ausführliche Textdiagnose in schwierigen Fällen eine wichtige Entscheidungshilfe sowohl in der Situation des intraoperativen Schnellschnitts als auch bei der endgültigen histologischen Diagnose. Der Schilddrüsenspezialist, dem eine zytologische Textdiagnose angeboten wird, erhält postoperativ die Möglichkeit, bei Diskrepanzen zwischen zytologischer und histologischer Tumorklassifizierung einen Vergleich der Präparate herbeizuführen.

Die Treffsicherheit der Methode liegt bei optimaler Punktionstechnik und bei guter Zusammenarbeit mit einem erfahrenen Zytologen zwischen 75 und 90 %. Bei der Ermittlung dieser Werte werden alle Befunde berücksichtigt, die eine Operationsindikation darstellen: Zweifelhaft abnorme Zellen mit Zellanomalien, Kerngrößen-Variabilität (Gruppe III), verdächtige Zellatypien (Gruppe IV) und eindeutige Tumorzellen (Gruppe V). Wegen „verdächtiger" Befunde muß nur etwa jeder zehnte Patient einer prophylaktischen Strumektomie zugeführt werden.

Überraschend sind die etwa 10 % „falsch verdächtigen" bzw. 1 bis 2 % „falsch positiven" Befunde nicht. Sie sind, will man differenzierte follikuläre Karzinome erfassen, in Kauf zu nehmen, da gutartige Adenome sowie Karzinome mit follikulärer Architektur zytologisch nicht sicher unterschieden werden können. Daher sollten von den in Gruppe III eingestuften Zytogrammen zumindest alle auf ein follikuläres Adenom bzw. eine follikuläre und/oder onkozytäre Neoplasie verdächtigen Befunde histologisch abgeklärt werden. Schwierig ist hierbei allerdings die Entscheidung, ob zunächst eine Enukleation mit Schnellschnittuntersuchung oder von vorneherein eine Thyreoidektomie durchgeführt werden sollte.

Die Rate „falsch negativer" Resultate liegt im Mittel bei 10 % mit einer Schwankungsbreite von 2 bis 25 % je nach Präselektion und wahrscheinlich bedingt einerseits durch die unterschiedliche Erfahrung sowie andererseits durch die unterschiedliche regionale Verteilung der Schilddrüsentumoren. Da nicht alle zytologisch negativ beurteilten Fälle histologisch abgeklärt werden können, ist eine genaue Aussage über die Ausschlußwahrscheinlichkeit nicht möglich. In Zweifelsfällen sowie bei Häufung von Risikofaktoren sollte trotz eines unverdächtigen zytologischen Ergebnisses eine operative Klärung angestrebt werden.

Die Leistungsfähigkeit der zytologischen Untersuchungsmethode hängt ganz wesentlich von der Zusammenarbeit mit einem erfahrenen Zytologen ab. Sie ist unter den Aspekten der Erkennung und Klassifizierung eines Tumors zu sehen und hat wesentlichen Einfluß auf die Indikation und Planung einer Operation.

6.5. Röntgenuntersuchungen

Vor allem im Rahmen der Operationsvorbereitung sind zusätzlich Röntgenuntersuchungen empfehlenswert:

6.5.1. Röntgenuntersuchung der Trachea

Die Spezialaufnahmen der Trachea und der Halsweichteile erfolgen als gezielte Aufnahmen sagittal, seitlich und in schrägen Einstellungen. Es können Verlauf und Einengung der Trachea beurteilt und die Einengung des Tracheallumens im a.p. und seitlichen Strahlengang ermittelt werden. Tomographien sind nur selten angezeigt.

Die Weichstrahltechnik zur Diagnose kleinerer Strumaverkalkungen ist kaum noch angezeigt, da Verkalkungen sehr viel einfacher und sicherer mit Hilfe der Sonographie erkannt werden können (Abbildung 47).

6.5.2. Ösophagusbreischluck

Mit Trachea-Spezialaufnahmen sollte vor allem beim Symptom „Schluckbeschwerden" ein Ösophagus-Breischluck verbunden werden, da die Schluckbeschwerden häufig durch die Strumakompression mit Verlagerung des Ösophagus nach lateral und dorsal zustande kommt. Bei fortgeschrittenen malignen, aber auch bei sehr großen benignen Strumen kommen bisweilen Ösophagusvarizen vor, die zusätzlich durch diese Untersuchung nachgewiesen werden können.

6.5.3. Thoraxaufnahmen

Vor einer Operation sollte immer eine Thoraxaufnahme angefertigt werden, vor allem wenn retrosternal reichende Strumen mit intrathorakaler Einengung und Verlagerung der Trachea vermutet werden. Gerade für die Beantwortung der letztgenannten Fragestellung empfiehlt sich eine seitliche Thoraxaufnahme.

6.5.4. Computertomographie

Da durch Palpation, Sonographie, Szintigraphie, ggf. in Kombination mit der Feinnadelpunktion, einfache Verfahren zur Lokalisation und morphologischen Diagnose einer Struma zur Verfügung stehen, gibt es nur relativ wenige Indikationen für die Anwendung der aufwendigen Röntgen-Computertomographie (CT).

Die normale Schilddrüse ist im CT-Bild glatt konturiert und zeigt ein homogenes Absorptionsverhalten. Sie umlagert die klar abgrenzbare Trachea und zum Teil den Ösophagus. Die Bilder entsprechen in etwa denjenigen, die bei einer Querschnitt-Untersuchung der Schilddrüse durch die Sonographie erhoben werden. Aus diesem Grunde ist eine genaue Volumenbestimmung der Schilddrüse ähnlich wie mit der Sonographie auch mit Hilfe der CT-Technik sehr exakt möglich.

Strukturveränderungen innerhalb des Schilddrüsenparenchyms lassen sich als feinfleckige dichte Inhomogenität nachweisen, wobei die degenerativ veränderten Anteile geringere Dichten als das normale Gewebe erkennen lassen. Verkalkungen sing gut abgrenzbar.

Bei diffus vergrößerten Schilddrüsen ist die Ausdehnung des Organs auch im oberen Thoraxbereich leicht zu erkennen. Verlagerungen und Einengungen der Trachea sind ebenfalls sicher zu dokumentieren.

Das computertomographische Bild der Basedow-Hyperthyreose gleicht in Analogie zum Ultraschallmuster bei Autoimmunerkrankungen der Schilddrüse dem der chronischen Thyreoiditis mit gleichmäßiger Vergrößerung des Organs und homogener Verminderung der Dichtewerte.

Umschriebene Schilddrüsenveränderungen lassen sich mit Hilfe der Computertomographie weitaus häufiger als durch die Szintigraphie, jedoch etwa genau so häufig wie bei der Sonographie nachweisen. Dabei ist die Computertomographie ähnlich wie die Sonographie besonders hilfreich bei dorsal gelegenen Veränderungen, die sich der Palpation entziehen und die bei dem zweidimensionalen szintigraphischen Abbild durch darüberliegendes gesundes funktionstüchtiges Gewebe oft nicht erkannt werden.

Adenome der Schilddrüse sind zumeist im Vergleich zur gesunden Schilddrüse hypodens, können jedoch auch vereinzelt isodens sein. Alle Adenome sind in der Regel vom normalen Schilddrüsengewebe gut abzugrenzen. Sowohl autonome Adenome als auch Schilddrüsenkarzinome kommen hypodens zur Darstellung.

Die Computertomographie eignet sich vor allem für die Beurteilung von Tumorrezidiven bzw. lokalen Metastasen nach totaler Thyreoidektomie und interner bzw. externer Strahlenbehandlung. Durch die Computertomographie ist eine Beurteilung von Tumorrestgewebe auch dann möglich, wenn ein szintigraphischer Nachweis nicht gelingt, weil das Tumorrezidiv kein Radiojod mehr aufnimmt. Lokale Lymphknotenmetastasen, die sonographisch zum Beispiel im oberen Mediastinum nicht erfaßt werden können, lassen sich mit Hilfe der Computertomographie gut nachweisen.

Da die Computertomographie insgesamt der Sonographie etwa ebenbürtig ist, sollte sie im Rahmen des stufenweise diagnostischen Vorgehens nur bei unklaren Fragestellungen gezielt eingesetzt werden.

Dagegen hat die Computertomographie der Orbitae in den letzten Jahren eine überragende Bedeutung bei der Abklärung der endokrinen Orbitopathie, vor allem bei der differentialdiagnostischen Abgrenzung gegen andere orbitale Prozesse erlangt. In transversalen, horizontalen und koronaren Schnittebenen lassen sich orbitales Fettgewebe und extraokulare Augenmuskeln gut darstellen. Ödematöse Aufquellungen und Infiltrationen in den Augenmuskeln zeigen eine deutliche Verdickung der Augenmuskeln mit einer allseitigen Anschwellung (Abbildung 70). Im Einzelfall sind meist wesentlich mehr Muskeln beteiligt als es die klinische Symptomatologie erwarten läßt. Die Computertomographie kann gerade in Frühstadien Umfang und Lokalisation der Veränderungen der einzelnen Muskeln sicher erfassen und bietet ferner eine wichtige Hilfe in der Verlaufskontrolle unter der Behandlung bzw. bei der Vorbereitung von operativen Eingriffen.

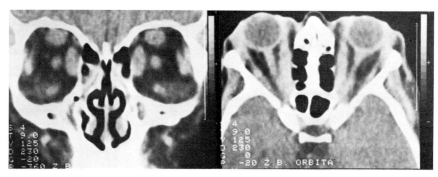

Koronare Schicht   Axiale Ebene

Abbildung 70:
Computertomographie bei beidseitiger Ophtalmopathie: Deutliche Verdickung der Augenmuskulatur, vor allem der Mm. recti und Mm. mediales, sowohl in koronarer als auch in axialer Ebene nachweisbar.

6.6. Kritische Würdigung der in vivo-Diagnostik und Stufenprogramme für ihren Einsatz

Nachdem die Ultraschalluntersuchung der Schilddrüse das Stadium einer Zusatzuntersuchung verlassen hat, sollte diese einfache, schnell durchzuführende Methode aus Gründen der Ökonomie und Strahlenhygiene möglichst am Anfang der morphologischen Schilddrüsendiagnostik stehen. Wenn von der Ultraschalluntersuchung der Schilddrüse eher orientierende und nicht detaillierte und spezifische Aussagen erwartet werden, sowie für die Differenzierung der sonographisch aufgedeckten Veränderungen der Schilddrüsenmorphologie weiterführende Verfahren wie Schilddrüsenszintigraphie, Feinnadelpunktion und

152

andere eingesetzt werden, sollte eigentlich jeder Ausschluß oder Verdacht einer Schilddrüsenerkrankung eine Indikation für die Sonographie der Schilddrüse darstellen. Je nach Ergebnis der Sonographie sollten andere, zum Teil aufwendigere Verfahren gezielt Einsatz finden.

Die rein morphologische Abbildung der Schilddrüse im Sonogramm wird ergänzt durch die funktionstopographische Darstellung des Schilddrüsengewebes im Szintigramm. Auf die szintigraphische Untersuchung kann ggf. verzichtet werden bei palpatorisch unauffälliger Schilddrüse und bei juveniler Struma mit euthyreoter Funktion, wenn das Sonogramm ein normales Reflexionsmuster des Schilddrüsenparenchyms zeigt.

Bei älteren Patienten sollte die sonographische Untersuchung durch eine Szintigraphie ergänzt werden, um die bei lange bestehenden Strumen häufigen thyreoidalen Autonomien zu erkennen. Während sich die disseminierten Autonomien sonographisch von einer euthyreoten blanden Struma diffusa nicht abgrenzen lassen, zeigen autonome Adenome in der überwiegenden Zahl der Fälle umschriebene echoarme Strukturen.

Auch bei M. Basedow und bei Hashimoto-Thyreoiditis sollte bei der Erstuntersuchung neben der Sonographie, die – im Gegensatz zur disseminierten thyreoidalen Autonomie – ein typisch diffus echoarmes Reflexionsmuster aufweisen, möglichst auch eine Szintigraphie erfolgen. Im Rahmen der Verlaufsuntersuchung reicht hier jedoch oft die sonographische Kontrolle des Befundes aus.

Bei allen knotig veränderten Strumen ist zumindest bei der Erstuntersuchung gleichzeitig eine Szintigraphie angezeigt, um funktionstüchtige und inaktive Schilddrüsenareale voneinander zu differenzieren. Lediglich bei glatt begrenzten Zysten, die ein typisches sonographisches Bild mit echofreiem Areal aufweisen, kann auf die Szintigraphie verzichtet werden. Ist jedoch die „liquide" Struktur im Sonogramm unscharf begrenzt, kann es sich auch um ein zystisch degeneriertes autonomes Adenom handeln, das ohne Szintigraphie mit Nachweis eines warmen Knotens bei der rein morphologischen sonographischen Untersuchung übersehen worden wäre. Auch bei Verkalkungen kann hinter einem Kalkschatten das durch die Reflexion nicht im Sonogramm erfaßte Schilddrüsengewebe eine Veränderung im Sinne einer funktionellen Mehr- und Minderanreicherung aufweisen, die allein sonographisch übersehen würde.

Die Schilddrüsenszintigraphie bei Patienten mit Knotenstruma kann drei typische Ergebnisse haben: Es kann sich ein funktionsloser, d.h. „kalter" Knoten als Ausdruck destruierender Gewebsprozesse finden. Solche „kalten" Knoten finden sich in über der Hälfte aller knotig veränderten Strumen, jedoch sind hiervon je nach Selektion des Krankengutes im Mittel weniger als 5 % maligne entartet.

Meist handelt es sich um inaktive gutartige Adenome oder degenerative Prozesse wie Blutungen, Zysten, Fibrosierungen, Verkalkungen und Entzündungen der Schilddrüse. Trotzdem muß bis zum Nachweis des Gegenteils jeder szintigraphisch „kalte" Knoten als suspekt auf ein Schilddrüsenkarzinom angesehen werden.

Als zweites kann das Szintigramm eine mehrknotige Struma mit multiplen „kühlen" bzw. „kalten" Arealen zeigen. Dieses ist in etwa einem Drittel aller Untersuchungen der Fall. Ein derartiger szintigraphischer Befund ist nicht selten, selbst wenn bei der klinischen Untersuchung nur ein Knoten getastet wurde. Der Nachweis weiterer Knoten im Sonogramm und im Szintigramm verringert die Wahrscheinlichkeit auf das Vorliegen eines Malignoms erheblich.

Schließlich kann in etwa 10 % der Fälle das Szintigramm einen „warmen" bzw. „heißen" Knoten, der den radioaktiven Indikator vermehrt gegenüber dem umgebenden Schilddrüsengewebe aufnimmt, aufdecken. Meist handelt es sich um autonome Adenome, die nur sehr selten maligne entartet sind.

Sonographisch auffällige (vor allem echoarme) und szintigraphisch „kalte" Knoten erfordern in jedem Fall eine weitere Abklärung durch eine gezielte Feinnadelpunktion.

In Abbildung 71 ist die Strategie für das diagnostische Vorgehen der Strumen mit knotigen Veränderungen zusammen mit den jeweils abgeleiteten therapeutischen Konsequenzen dargestellt. Bei tastbarer Struma sollte zunächst eine sonographische Untersuchung der Schilddrüse erfolgen. Findet sich lediglich eine diffus vergrößerte Struma mit normalem Echomuster ohne Knoten, kann auf weitere morphologische Untersuchungsverfahren verzichtet werden.

Bei Nachweis von Strumaknoten sollte je nach sonographischem Befund weiter vorgegangen werden.

Findet sich ein umschriebenes echofreies Areal wie bei einer Schilddrüsenzyste, kann auf eine Schilddrüsenszintigraphie verzichtet und ggf. ausschließlich eine Feinnadelpunktion durchgeführt werden, wobei sich im allgemeinen eine Kolloid- oder Blutungszyste findet.

Sind Knoten echoarm, echonormal oder auch echoreich, sollte als nächster Untersuchungsschritt die Schilddrüsenszintigraphie folgen. Stellen sich die Knoten „kalt" dar, kann in der Mehrzahl der Fälle mit anamnestisch bzw. klinisch unauffälligen Strumaknoten durch die Feinnadelpunktion mit Nachweis normaler Thyreozyten oder benigner, meist degenerativer regressiver Veränderungen innerhalb der Schilddrüse (Zytogramm der Gruppe I und II) eine prophylaktische Strumektomie vermieden und, ähnlich wie bei kleineren diffusen Strumen, eine konservative Behandlung mit Schilddrüsenhormon zur Suppression der thyreotropen Aktivität bzw. Entlastung der Schilddrüse eingeleitet werden.

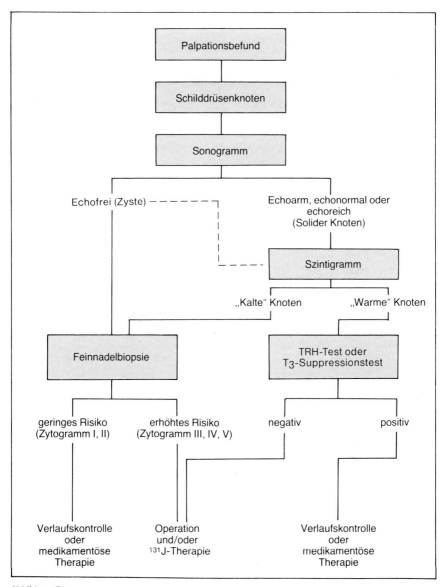

Abbildung 71:
Stufenprogramm für das diagnostische Vorgehen bei Knotenstruma unter Berücksichtigung von Sonographie, Szintigraphie, Feinnadelpunktion und Schilddrüsenfunktionsparametern sowie Darstellung der sich aus den Ergebnissen abzuleitenden therapeutischen Konsequenzen.

Nur in etwa 10% der Fälle ist aufgrund des Zytogramms bzw. aufgrund anamnestischer oder klinischer Risiken eine Indikation zur operativen Abklärung kalter Knoten gegeben, ohne daß in allen Fällen tatsächlich bei der Operation ein Malignom nachgewiesen wird. So ist durch den planmäßigen Einsatz einer zuverlässigen Zytodiagnostik heute nur noch bei etwa jedem zehnten Patienten eine Operation und histologische Abklärung erforderlich, wobei sich dann bei etwa jedem viertem Fall tatsächlich ein Schilddrüsenmalignom nachweisen läßt.

Findet sich ein warmer Knoten, sind zur Abklärung der Stoffwechsellage ein TRH-Test und ggf. ein Szintigramm vor und nach Suppression der thyreotropen Aktivität erforderlich. Wird ein dekompensiertes autonomes Adenom nachgewiesen, ist eine Indikation zur Operation oder Radiojodtherapie gegeben.

Bei positivem Ausfall der Teste und fehlender klinischer Symptomatik kann bei „warmen" Knoten durchaus eine abwartende Haltung eingenommen werden, da es sich entweder um eine Gewebshyperplasie im Sinne einer kugelig umgeformten Schilddrüse oder eine lediglich beginnende diskrete thyreoidale Autonomie handelt, die aufgrund der geringen Menge autonomen Gewebes klinisch nicht relevant ist. Eine Differentialdiagnose ist durch die Funktionsszintigraphie vor und nach Suppression möglich.

In dieses diagnostische Programm sind anamnestisch und klinisch signifikante Hinweise auf ein Schilddrüsenkarzinom wie rasches Wachstum, Solitärknoten bei Kindern, vorausgegangene Bestrahlung im Halsbereich, Nachweis derber Knoten innerhalb der Schilddrüse bzw. palpable Halslymphknoten, die die Wahrscheinlichkeit auf das Vorliegen eines Schilddrüsenkarzinoms erhöhen, nicht miteinbezogen. Aus diesem Grunde sollte unabhängig von dem Ergebnis der hier dargestellten Untersuchungsmethoden bei jedem klinischen Verdacht eine Operation angestrebt werden. Aber auch in diesen Fällen haben die hier angeführten Verfahren Bedeutung für die Planung der Operationstaktik.

Vor operativen Eingriffen sollte die morphologische Schilddrüsendiagnostik durch Röntgenuntersuchungen der Trachea, ggf. des Ösophagus und des Thorax ergänzt werden.

Die nuklearmedizinische Funktionsdiagnostik, die in dieses Schema nicht einbezogen wurde, hat im Vergleich zu den in vitro-Funktionsparametern, vor allem im Vergleich zum TRH-Test nur eine untergeordnete Bedeutung. Im diagnostischen Stufenprogramm sollten der aufwendige Radiojod-Zweiphasentest, aber auch die aufwendigen Verfahren der Untersuchung des Jodstoffwechsels der Schilddrüse unter dem Aspekt von Zeitgewinn und Vermeidung oder Reduktion der Strahlenbelastung des Patienten die letzte Maßnahme darstellen. Für die Früherkennung autonomen Schilddrüsengewebes beginnt sich neben der rein qualitativen Szintigraphie mehr und mehr die zeitlich weitaus weniger aufwendige Bestimmung der Jodid-Clearance mit ^{123}J oder eines Clearance-Äquivalentes mit ^{99m}TcO$_4$, global oder regional in einzelnen Schilddrüsenanteilen gemessen, durchzusetzen. Oft kann erst die Wiederholung der Untersuchung nach Suppression mit Schilddrüsenhormon die latente Autonomie aufdecken.

Die zunehmende Verwendung einer Gamma-Kamera für die Schilddrüsenszintigraphie hat den Vorteil, daß z. B. für die bessere Erkennung autonomer Bezirke innerhalb der Schilddrüse eine quantitative Auswertung der Szintigramme möglich geworden ist. Außerdem kann die Gamma-Kamera-Szintigraphie mit der Bestimmung der Jodid-Clearance oder eines Clearance-Äquivalentes kombiniert werden.

Für eine sinnvolle Stufendiagnostik sollte man jedoch immer mit den einfachen, den Patienten nur gering belastenden in vitro-Verfahren entsprechend den in Abschnitt 5.9. dargestellten Strategien beginnen. Unter diesem Gesichtspunkt gibt es relativ wenige atypische Befunde, die den Einsatz von nuklearmedizinischen in vivo-Methoden neben funktionstopographischen Fragestellungen zur ausschließlichen Funktionsdiagnostik von Schilddrüsenerkrankungen erforderlich machen.

7. Diagnostik der wichtigsten Schilddrüsenerkrankungen

Nachdem in den letzten Jahren neue technische Untersuchungsverfahren die Möglichkeiten der Diagnostik von Schilddrüsenerkrankungen wesentlich erweitert haben, haben Vorgeschichte und klinischer Befund leider an Bedeutung verloren. Als Ärzte sollten wir aber in erster Linie den ganzen Menschen sehen. Nach spontaner Schilderung der Hauptbeschwerden durch den Patienten sollte man nicht nur Fragen zur Beurteilung der Schilddrüsenfunktion und der lokalen Beschwerden im Halsbereich stellen. Vielmehr sollte der Untersucher auch andere aktuelle Erkrankungen sowie deren medikamentöse Therapie erfragen. Selbst wenn es mit dem diagnostischen Auftrag oft nicht vereinbar ist, sollte immer eine orientierende körperliche Untersuchung durchgeführt werden, die sich nicht nur auf die Halsorgane beschränkt. Denn nicht selten wird das „Symptom Struma" allein aufgrund technischer Untersuchungsergebnisse jahrelang behandelt, während andere schwerwiegendere Erkrankungen nicht beachtet werden.

Der Einsatz der technischen Untersuchungsverfahren sollte stufenweise je nach klinischer Fragestellung erfolgen.

Für die Diagnose von Schilddrüsenkrankheiten sind einerseits die Beurteilung der Schilddrüsenfunktion, andererseits die Größe und morphologische Beschaffenheit des Organs zu berücksichtigen. Die nachfolgend kurz besprochenen wichtigsten Krankheitsgruppen sind jeweils mit den Begriffen „euthyreote", „hyperthyreote" und „hypothyreote" Stoffwechsellage zu kombinieren, wobei die Stoffwechsellage entsprechend den in Abschnitt 5.9. dargestellten Stufenprogrammen für die Schilddrüsenfunktionsdiagnostik abgeklärt werden sollte.

Die wichtigsten Schilddrüsenerkrankungen sind in Abbildung 72 schematisch dargestellt, ausgehend vom Symptom „Struma".

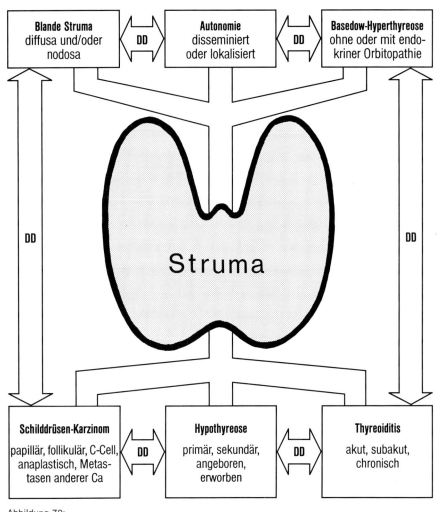

Abbildung 72:
Schema der wichtigsten Schilddrüsenerkrankungen und deren Differentialdiagnose beim Leitsymptom „Struma".

Als blande Struma bezeichnet man jede nicht entzündliche, nicht maligne Schilddrüsenvergrößerung, die eine euthyreote Stoffwechsellage unterhält. Als Hauptursache der blanden Struma gilt der endemische Jodmangel. Zunächst ist die Schilddrüse im Sinne einer Anpassung an den alimentären Jodmangel diffus vergrößert. Die diffus hyperplastische Struma geht bei Fortbestand des Jodmangels in eine adenomatöse Struma mit Knoten über. Das gewucherte neugebildete Kropfgewebe verändert sich häufig weiter und bildet narbige, regressiv veränderte Bezirke mit Kolloidzysten, Einblutungen und Verkalkungen.

Die Untersuchung eines Strumapatienten muß zum Ziel haben, alle anderen Ursachen für eine Schilddrüsenvergrößerung, sei sie diffus oder knotig, auszuschließen. Besonders die funktionsuntüchtigen, szintigraphisch „kalten" Knoten sind gegen die differenzierten bzw. undifferenzierten Schilddrüsenkarzinome sowie Metastasen anderer Tumoren in der Schilddrüse abzugrenzen.

Umgekehrt kann die Fehlanpassung des Schilddrüsengewebes an den endemischen Jodmangel dazu führen, daß sich in einem Knoten oder über die Schilddrüse verteilt autonome Follikel bilden, die als Kompensation gegen den alimentären Jodmangel bevorzugt das jodärmere und stoffwechselaktivere der beiden Schilddrüsenhormone das Trijodthyronin bilden. Wie die disseminierte Schilddrüsenautonomie, entsteht das lokalisiert vorkommende autonome Adenom durch Proliferation einzelner hyperplastischer Follikelgruppen.

Die Hormonfreisetzung aus dem autonomen Schilddrüsengewebe erfolgt ohne Beziehung zum peripheren Hormonbedarf. Im Gegensatz zum normalen Schilddrüsengewebe unterliegt dieses Gewebe nicht der hypothalamisch-hypophysären Steuerung. Diese in Jodmangelstrumen häufiger nachweisbaren autonomen Gewebsbezirke führen deshalb oft nicht zu einer Hyperthyreose, weil sie relativ klein sind oder weil ihnen aufgrund des alimentären Jodmangels das Jod zur überschießenden Hormonsynthese fehlt. Wird jedoch der Jodmangel durch zusätzliche Verabreichung von größeren Jodmengen ausgeglichen, kommt es zu einer hyperthyreoten Stoffwechsellage, sofern eine größere Menge autonomen Gewebes vorhanden ist. Die intrathyreoidale, disseminierte oder lokalisierte funktionelle Autonomie, eine Fehlanpassung des Schilddrüsengewebes an den endemischen Jodmangel, führt jedoch oft zur latenten, später manifesten Hyperthyreose und sollte nicht der einfachen blanden Struma zugeordnet werden.

Von der thyreoidalen Autonomie ohne und mit Hyperthyreose ist die Hyperthyreose vom Typ des M. Basedow zu unterscheiden, die häufig ebenfalls mit einer Schilddrüsenvergrößerung einhergeht. Hierbei handelt es sich um eine genetisch determinierte, durch autoimmunologische Prozesse ausgelöste Krankheit. Thyreotrope Antikörper, die heute als TSH-Binding-Inhibitory Antibodies (TBIAb) bezeichnet werden, spielen eine wesentliche Rolle bei der vom Regelkreis Hypophyse – Schilddrüse unabhängigen Stimulation der Thyreozyten. Bei der Hyperthyreose vom Typ des M. Basedow wird die Schilddrüse durch Autoantikörper gegen den TSH-Rezeptor stimuliert.

Die Basedow-Hyperthyreose geht häufig mit einer endokrinen Orbitopathie einher. Hierbei handelt es sich mit großer Wahrscheinlichkeit ebenfalls um eine Autoimmunerkrankung, ohne daß jedoch eine direkte Beziehung zwischen Schilddrüsenfunktionsstörung und Entwicklung der Orbitopathie besteht.

Zwischen dem M. Basedow (mit oder ohne endokrine Orbitopathie) und der chronisch lymphozytären Thyreoiditis bestehen ebenfalls Beziehungen. Denn die chronisch lymphozytäre Thyreoiditis und der M. Basedow können als primäre Lymphozytenerkrankung aufgefaßt werden, wobei die Schilddrüse nur das Erfolgsorgan darstellt. Die Struma lymphomatosa Hashimoto kann in eine atrophische Thyreoiditis mit Hypothyreose übergehen und ist die häufigste Ursache der im Erwachsenenalter auftretenden thyreogenen (primären) Hypothyreose. Von der chronischen Thyreoiditis sind die akute und subakute Thyreoiditis abzugrenzen.

Eine Hypothyreose kann primär, das heißt thyreogen, oder sekundär, das heißt hypophysär, bedingt sein. Neben der erworbenen Hypothyreose nach Thyreoiditis, Strumektomie, Thyreoidektomie, Thyreostatikagabe oder Strahlentherapie ist die sporadisch oder endemisch vorkommende Hypothyreose aufgrund einer Schilddrüsenektopie, -hypoplasie oder -aplasie zu nennen; selten sind genetisch bedingte Jodfehlverwertungsstörungen.

Für die Abklärung dieser wichtigsten großen Krankheitsgruppen werden nachfolgend spezielle Stufenprogramme vorgeschlagen. Das in Abbildung 73 dargestellte generelle Stufenprogramm gilt für praktisch alle Schilddrüsenerkrankungen, wobei die Auswahl der in-vitro-Teste und der Einsatz der verschiedenen Untersuchungsstufen je nach Fragestellung und somit entsprechend dem steigenden diagnostischen Aufwand eingesetzt werden sollten. Ein solcher Untersuchungsablauf kann von einem Patienten ambulant in etwa einer Stunde absolviert werden.

7.1. Blande Struma diffusa/nodosa

Die „blande" Eigenschaft der Struma wird durch den Ausschluß entzündlicher sowie bösartiger Veränderungen und den Nachweis einer euthyreoten Stoffwechsellage, d.h. den Ausschluß einer Schilddrüsenüberfunktion bzw. Schilddrüsenunterfunktion bestätigt. Diese Ausschlußdiagnostik sollte nach dem in Abbildung 74 dargestellten Untersuchungsschema erfolgen.

Die wichtigste Entscheidung, die getroffen werden muß, ist der Ausschluß einer Fehlfunktion der Schilddrüse, die am sichersten durch den TRH-Test bei der Erstuntersuchung gelingt. Negative TRH-Teste sollten zu besonderer Vorsicht Anlaß geben und vor allem bei älteren Patienten als Ausdruck einer möglichen

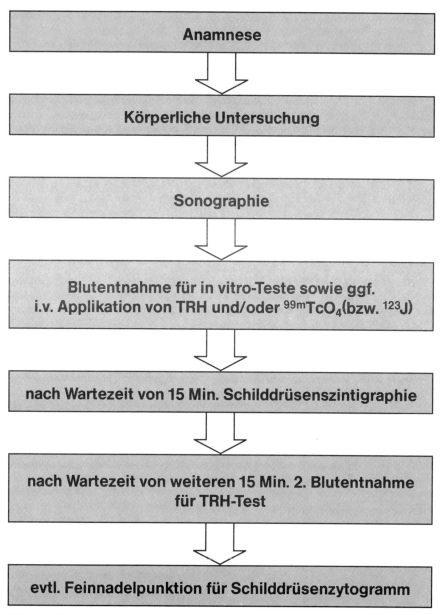

Abbildung 73:
Schematischer Ablauf der Untersuchung eines Schilddrüsenpatienten (Dauer etwa eine Stunde).

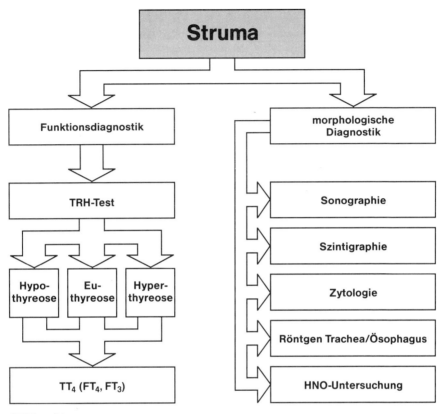

Abbildung 74:
Untersuchungsschema zur Abklärung einer Struma.

latenten Hyperthyreose infolge beginnender thyreoidaler Autonomie gewertet werden.

Umgekehrt legt ein überschießender Anstieg des TSH im TRH-Test den Verdacht auf eine latente oder auch manifeste Hypothyreose nahe.

Falls bei einzelnen Patienten mittels der Schilddrüsen-in-vitro-Tests eine eindeutige Abklärung der Schilddrüsenfunktion nicht möglich ist, kann eine Jodid-Clearance oder ein Clearance-Äquivalent, eventuell auch nach Schilddrüsenhormonsuppression, zur Sicherung der Diagnose beitragen.

Die rein morphologische Diagnostik einer blanden Struma sollte mit der einfachen, nicht invasiven Ultraschalluntersuchung der Schilddrüse beginnen, da die blande Struma diffusa die gleichmäßige, dichte Echostruktur der gesunden Schilddrüse zeigt.

Aufgrund der faszinierenden Möglichkeiten der Sonographie kann bei eindeutigen Befunden bei jüngeren Patienten mit euthyreoter Stoffwechsellage auf ein Szintigramm der Schilddrüse verzichtet werden, dies vor allem bei sicher diffusen Strumen der WHO-Größe I und zum Teil auch noch bei Strumen der WHO-Größe II. Bei Knotenstrumen sollte mit Ausnahme von sonographisch sicher nachgewiesenen Zysten bei echoreichen, echonormalen und echoarmen Arealen eine Schilddrüsenszintigraphie zur Anwendung kommen.

Bei Nachweis von warmen Arealen bzw. isoliert speichernden Schilddrüsenbezirken ist die Untersuchung im Sinne einer Differentialdiagnose zwischen inhomogen speichernden blanden Strumen einerseits und autonomen Adenomen andererseits zu erweitern. Bei szintigraphisch kalten Arealen innerhalb einer Struma, darüber hinaus aber auch bei jedem klinisch bzw. sonographisch verdächtigen Knoten, sollte eine Feinnadelpunktion mit zytologischer Untersuchung, vor allem zum Ausschluß einer Thyreoiditis bzw. einer Struma maligna erfolgen. Auch eine Schilddrüsenzyste sollte durch Punktion und zytologische Analyse der Zystenflüssigkeit sowie des neben der Zyste liegenden Gewebes untersucht werden.

Da bei blander Struma Schilddrüsenautoantikörper selten vermehrt gefunden werden, ist bei Verdacht auf eine Thyreoiditis die Bestimmung dieser Antikörper zur differentialdiagnostischen Abgrenzung geeignet.

Bei jeder knotigen Struma und im Falle mechanischer Beschwerden oder Symptome sollten Röntgenaufnahmen der Trachea eventuell mit Ösophagus-Breischluck und eventuell eine Röntgenaufnahme des Thorax, gegebenenfalls auch eine Hals-Nasen-Ohren-ärztliche Untersuchung einschließlich Lungenfunktionsprüfung in Erwägung gezogen werden.

Bei jeder Ausschlußdiagnose wie der Diagnose „blande Struma" ist eine Restunsicherheit unvermeidbar, jedoch akzeptabel, wenn man bedenkt, daß die aufmerksame Verlaufsbeobachtung in der überwiegenden Mehrzahl der Fälle rechtzeitig erkennen läßt, daß zu Unrecht eine blande Struma angenommen wurde.

Für die Verlaufsuntersuchung der blanden Struma unter der Behandlung mit Schilddrüsenhormon sowie für die Verlaufskontrolle bei Schilddrüsenhormongabe zur Rezidivprophylaxe nach Operation oder nach Radiojodtherapie der blanden Struma bewähren sich neben klinischer Untersuchung mit Palpation der Schilddrüse vor allem die Sonographie zur Erfassung einer Volumenabnahme der Struma. Zusätzlich ist die Bestimmung des Trijodthyroninspiegels im Serum unter thyreosuppressiver Therapie zu empfehlen, da die Thyroxin-Bestimmung, vor allem die Bestimmung des freien Thyroxins, oberhalb der Norm liegende Werte ergeben kann, ohne daß eine hyperthyreote Stoffwechsellage vorliegt. Aufgrund der T_4 oder FT_4-Werte wird oft fälschlicherweise die erforderliche thyreosuppressive Therapie reduziert und damit das Therapieergebnis in Frage gestellt.

Bei unbefriedigendem Verlauf der Schilddrüsenhormonbehandlung, z.B. bei Klagen über Symptome im Sinne einer Hyperthyreose und bei Verdacht auf eine beginnende, durch Schilddrüsenhormonpräparate demaskierte Autonomie ist eine Schilddrüsenszintigraphie angezeigt, die den Nachweis eines nicht supprimierbaren Schilddrüsenareals, vor allem bei der Funktionsszintigraphie mit der Gamma-Kamera einschließlich regionaler quantitativer Auswertung der Radionuklidanreicherung aufdecken kann.

Die Anwendung des kostenaufwendigen TRH-Testes ist zur Therapiekontrolle nur in wenigen Fällen gerechtfertigt. Bei den üblichen Dosen von 150 bis 250 µg L-Thyroxin liegt der TSH-Spiegel im Serum meist unter 0,6 mU/l, so daß in jedem Fall ein negativer TRH-Test zu erwarten ist. Der TRH-Test sollte nicht zur Überprüfung der Patienten-Compliance eingesetzt werden. Wichtiger ist es, die Patienten über die Notwendigkeit einer regelmäßigen Dauertherapie aufzuklären. Nicht der negative TRH-Test, sondern die klinisch feststellbare Strumarückbildung sind das anzustrebende Therapieziel.

Auch nach Absetzen der wegen blander Struma verabreichten Schilddrüsenhormone bleibt der TRH-Test oft noch über Wochen negativ.

Wie für die Diagnose der blanden Struma gilt auch für die Therapiekontrolle, daß man bei jüngeren Patienten mit rein diffusen Strumen mit wenigen diagnostischen Maßnahmen auskommt, eventuell nur mit einer klinischen Untersuchung oder einer Ultraschalluntersuchung der Schilddrüse, während man bei älteren Patienten häufigere Kontrollen einschließlich mehrerer Laborparameter und einer Szintigraphie je nach Verlauf und Risiko erforderlich werden. Es wird im allgemeinen zu oft und unter Einsatz zu vieler technischer Mittel die Nachsorge der Patienten unter medikamentöser Strumatherapie vorgenommen.

Je nach Zuverlässigkeit des Patienten und je nach Verlauf sollten Kontrolluntersuchungen zunächst nach acht Wochen, bei guter Verträglichkeit der Thyroxin-Medikation und unauffälliger klinischer Symptomatik in jährlichen Abständen erfolgen. Das gleiche gilt für Patienten, die einer Strumaresektion oder einer

Radiojodverkleinerungstherapie wegen blander Struma diffusa oder nodosa unterzogen wurden.

7.2. Disseminierte und fokale Autonomie der Schilddrüse

Autonomes Schilddrüsengewebe entwickelt sich als autoregulatorische Fehlanpassung an den Jodmangel, wahrscheinlich infolge der über lange Zeit erfolgenden Stimulation durch das übergeordnete thyreotrope Hormon TSH. Man unterscheidet eine disseminierte (multilokuläre) und solitäre Autonomie der Schilddrüse. Wenn die Hormonfreisetzung aus einzelnen Follikeln oder Mikroadenomen ohne Beziehung zum peripheren Hormonbedarf erfolgt, liegt eine Autonomie der Schilddrüse vor, die im Gegensatz zum normalen Schilddrüsengewebe nicht der hypothalamisch-hypophysären Steuerung unterliegt.

Im Anfangsstadium mit wenig Bezirken disseminierter Autonomie oder bei kleinen autonomen Adenomen handelt es sich lediglich um Formen einer „latenten" Hyperthyreose. Von einem kompensierten zu einem dekompensierten autonomen Adenom der Schilddrüse gibt es fließende Übergänge, so daß eine Euthyreose, latente Hyperthyreose oder manifeste Hyperthyreose mit einem entsprechenden Muster von Laborwerten vorkommen kann (Abbildung 75).

Bei plötzlicher Steigerung des Jodangebots kann es bei Patienten, deren Schilddrüsen größere Anteile autonomen Gewebes enthalten, zu einer jodinduzierten manifesten Hyperthyreose kommen. Meist wird bei vorhandener Schilddrüsenautonomie eine Schilddrüsenüberfunktion erst durch unphysiologisch hohe Joddosen ausgelöst. Die Schilddrüsenautonomie sollte nicht der einfachen blanden Struma zugeordnet werden, da definitionsgemäß bei der blanden Struma eine Hyperthyreose auszuschließen ist, Patienten mit Schilddrüsenautonomie ein Hyperthyreoserisiko tragen oder von vornherein mit einer Hyperthyreose einhergehen und schließlich diese Patienten nicht für eine Schilddrüsenhormonbehandlung in Frage kommen.

Der Verdacht auf eine disseminierte Autonomie muß geäußert werden, wenn im Zusammenhang mit der Möglichkeit einer Jodexposition hyperthyreoseverdächtige Symptome bei Strumapatienten auftreten. Es ist dann gezielt nach entsprechenden Untersuchungen mit jodhaltigen Röntgenkontrastmitteln ebenso wie nach den vielfältigen Möglichkeiten der Jodzufuhr durch Pharmaka zu fragen. Nicht selten bestehen auch Zusammenhänge mit Urlaubsreisen in Länder mit hoher Jodzufuhr durch die Nahrung wie z.B. die Vereinigten Staaten, Kanada u.a.

Eine wichtige Möglichkeit, bei Euthyreose das Vorliegen autonomen Gewebes aufzuspüren, besteht darin, das thyreoidale Anraffungsverhalten für Jodid oder

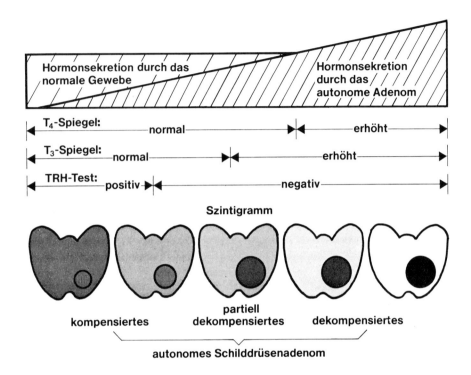

Hormonsekretion durch das normale Gewebe		Hormonsekretion durch das autonome Adenom	

T_4-Spiegel:	normal	erhöht

T_3-Spiegel:	normal	erhöht

TRH-Test:	positiv	negativ

Szintigramm

kompensiertes	partiell dekompensiertes	dekompensiertes

autonomes Schilddrüsenadenom

Abbildung 75:
Entwicklung autonomen Gewebes in der Schilddrüse mit schematischer Darstellung des Ausfalls der Schilddrüsen-in-vitro-Parameter, entnommen mit freundlicher Genehmigung des Verlages der Monographie: P. Pfannenstiel „Therapie von Schilddrüsenerkrankungen", 3. Auflage, Grosse Verlag, Berlin 1982.

Pertechnetat mit den metabolisch relevanten Hormonfraktionen im Serum zu vergleichen. Der Verdacht auf eine thyreoidale Fehlregulation ergibt sich, wenn die Jodid-Clearance oder das Clearance-Äquivalent in Relation zu einem Parameter für das freie Thyroxin zu hoch erscheinen.

Einfacher ist die Diagnose des kompensierten oder dekompensierten autonomen Adenoms. Leitsymptom ist der meist tastbare, schon längere Zeit bestehende Strumaknoten. Das Sonogramm zeigt bei autonomen Adenom häufig ein echoarmes Areal, während das perinoduläre, nicht der Autonomie unterliegende Schilddrüsengewebe von normaler dichter Echostruktur zur Darstellung kommt.

166

Um das echoarme Areal innerhalb der Schilddrüse differentialdiagnostisch vor allem gegenüber einem Schilddrüsenmalignom abzugrenzen, ist die Schilddrüsenszintigraphie in jedem Fall erforderlich. Beim kompensierten autonomen Adenom, das häufig einen Zufallsbefund darstellt, sind die Schilddrüsenhormonspiegel in der Regel normal. In Übereinstimmung mit dem szintigraphischen Bild, das auch eine Radionuklidanreicherung im perinodulären Schilddrüsengewebe zeigt, ist die endogene TSH-Sekretion nicht völlig supprimiert und durch TRH oft noch normal (oder subnormal) stimulierbar (Abbildung 75).

Es kann auch vorkommen, daß der TRH-Test nach i. v. Applikation des TRH schon negativ, nach oraler Applikation des TRH jedoch noch positiv ausfällt. Der Nachweis der Autonomie muß dann über den Suppressionstest erfolgen, wozu sich vor allem die Funktionsszintigraphie vor und nach thyreotroper Suppression mit Schilddrüsenhormon eignet. Ein Suppressionsszintigramm ohne ergänzende Messung der thyreoidalen Radionuklidaufnahme führt häufig zu Fehldiagnosen. Das Ziel der diagnostischen Suppression ist der qualitative und quantitative Nachweis autonomen, d.h. nicht regelbaren Schilddrüsengewebes.

Die langzeitige Suppression der Schilddrüse, möglichst mit 200 µg L-Thyroxin pro Tag über mindestens zwei Wochen, gewährleistet, daß alle regelbaren Gewebeanteile der Schilddrüse supprimiert werden, so daß die verbleibende Radionuklidaufnahme nicht nur die Existenz autonomen Gewebes beweist, sondern auch eine Abschätzung von dessen Menge erlaubt.

Beim dekompensierten autonomen Adenom zeigt sich im Szintigramm ein solitärer „heißer" Speicherungsbezirk ohne Darstellung des perinodulären Gewebes, das jedoch im Sonogramm meist gut nachweisbar ist. Steht die Sonographie nicht zur Verfügung, kann durch ein Wiederholungsszintigramm (ohne erneute Gabe eines radioaktiven Indikators) mit empfindlicher Geräteeinstellung (sogenanntes „übersteuertes" Szintigramm) vor allem durch die Gamma-Kamera-Szintigraphie im allgemeinen das perinoduläre Gewebe sicher nachgewiesen werden, da die Schilddrüse auch ohne thyreotrope Stimulation eine basale Hormonproduktion aufrechterhält (Abbildung 76).

Die Diagnostik des autonomen Adenoms in der Übergangsform vom kompensierten zum dekompensierten Typ ist einfach, da der TRH-Test schon negativ ausfällt, während klinisch und laborchemisch aber noch eine euthyreote Stoffwechsellage besteht (Abbildung 75). In diesen Fällen besteht wie bei der disseminierten Autonomie ein potentielles Hyperthyreoserisiko, vor allem bei der Applikation jodhaltiger Medikamente, so daß auch eine Schilddrüsenhormonmedikation kontraindiziert sein kann.

Das autonome Adenom wird entweder operativ entfernt oder durch Radiojod behandelt. Im Rahmen der Verlaufsuntersuchung ist eine szintigraphische

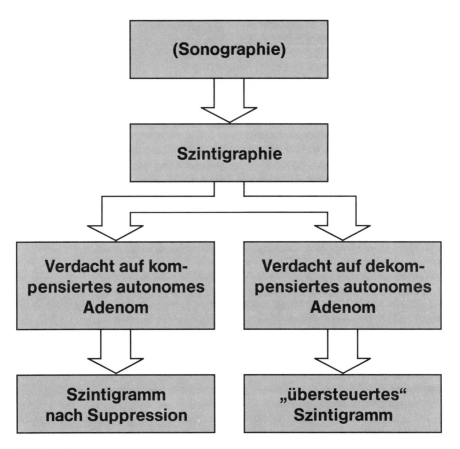

Abbildung 76:
Reihenfolge der Diagnostik bei Verdacht auf autonomes Adenom der Schilddrüse.

Kontrolle sinnvoll, da nur auf diese Weise die Ausschaltung des funktionstüchtigen autonomen Gewebes sicher erfaßt werden kann. Durch die Bestimmung der peripheren Schilddrüsenhormonparameter und den TRH-Test sollte geprüft werden, ob eine (latente) hypothyreote Stoffwechsellage eingetreten ist.

7.3. Basedow-Hyperthyreose

Bei der Hyperthyreose vom Typ des M. Basedow werden die Thyreozyten durch Autoantikörper gegen den TSH-Rezeptor stimuliert. Diese thyreotropen Antikörper werden als TSI oder TBIAb bezeichnet (Abbildung 77). Die gleichen Antikörper sind wahrscheinlich auch am exophthalmogenen Prozeß bei der endokrinen Orbitopathie beteiligt.

Bei dem klinischen Vollbild der Basedow-Hyperthyreose ist die Diagnose einfach. Trotzdem sollten Bestimmungen der Thyroxin- und Trijodthyronin-Spiegel im Serum zur Feststellung des Schweregrades der Erkrankung und als Ausgangsparameter für Verlaufsuntersuchungen eingesetzt werden.

Für den Ausschluß einer Hyperthyreose sollte dagegen der TRH-Test nach dem in Abbildung 35 dargestellten Fließschema bevorzugt eingesetzt werden. Eine

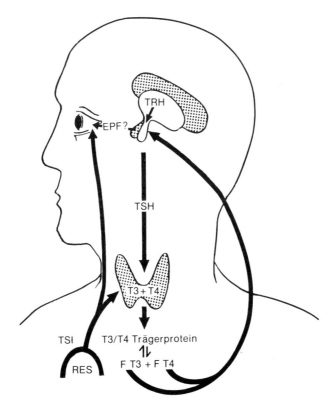

Abbildung 77:
Schilddrüsenregelkreis und seine Störung bei Basedow-Hyperthyreose.

positive TSH-Antwort auf TRH-Stimulation schließt eine Hyperthyreose mit sehr großer Wahrscheinlichkeit aus, während ein negativer TRH-Test nicht immer mit einer Hyperthyreose gleichbedeutend sein muß, obwohl bei der Basedow-Hyperthyreose die TBIAb hier die Rolle des Stimulans anstelle des TSH übernehmen.

Neben der Funktionsdiagnostik empfiehlt sich eine Bestimmung der Thyreoglobulin-Antikörper und der mikrosomalen Schilddrüsenantikörper, die bei der Basedow-Hyperthyreose immer leicht erhöht sind, vor allem die mikrosomalen Schilddrüsenantikörper.

Die Messung der TSH verdrängenden Immunglobuline (TBIAb) mit Hilfe eines Radioliganden-Rezeptorassays, die jetzt Eingang in die Routinediagnostik findet, kann zur weiteren Abklärung hilfreich sein.

Ergänzend ist immer eine morphologische Untersuchung der Schilddrüse angezeigt. Die Sonographie zeigt beim M. Basedow in etwa 90 Prozent der Fälle ein diffus echoarmes Muster im Bereich der gesamten, allseits vergrößerten Schilddrüse, die vor allem eine im Vergleich zum Längsdurchmesser vergrößerte Tiefenausdehnung und Abstumpfung der bei der normalen oder gering bis mäßig diffus vergrößerten Schilddrüse spitz auslaufenden Schilddrüsenfigur zeigt.

Für die Schilddrüsenszintigraphie ergibt sich nur eine relative Indikation. Sie sollte jedoch möglichst bei jeder Erstuntersuchung, vor allem bei knotig veränderten Strumen, auch zur differentialdiagnostischen Abgrenzung gegenüber der Schilddrüsenautonomie durchgeführt werden.

Der Radiojod-Zweiphasentest ist nur angezeigt, wenn für eine Radiojodtherapie die erforderliche ^{131}J-Menge ermittelt werden soll.

Während einer thyreostatischen Behandlung der Basedow-Hyperthyreose sind regelmäßige, kurzfristige Kontrollen je nach Schweregrad in wöchentlichen, später monatlichen Abständen erforderlich. Im Vordergrund stehen die körperliche Untersuchung und als objektiver Parameter vor allem das Verhalten von Körpergewicht, Pulsfrequenz sowie das allgemeine Befinden des Patienten.

Bei den laborchemischen Parametern ist insbesondere der Gesamttrijodthyroninspiegel obligat zu kontrollieren. Wird eine isolierte Hypertrijodthyroninämie nachgewiesen, ist auch bei einem im Normbereich liegenden T_4-Spiegel im Serum die thyreostatische Therapie solange in höherer Dosierung durchzuführen, bis auch der T_3-Spiegel im Normbereich liegt.

Schwer nachzuweisen ist, ob während einer Langzeittherapie mit Thyreostatika eine Spontanremission der Basedow-Hyperthyreose eingetreten ist. Der TRH-

Test bleibt oft nach Eintritt einer Remission und Absetzen der Thyreostatika sowie der Thyroxin-Begleitmedikation noch lange negativ, wobei die Latenzzeit bis zu sechs Monaten andauern kann. Offensichtlich setzt die TSH-Sekretion erst nach einer hypothyreoten Übergangsphase wieder ein, so daß der TRH-Test zur Therapiekontrolle bei der Basedow-Hyperthyreose wenig geeignet ist.

Durch einen Suppressionstest mit Messung der thyreoidalen Jodid- oder Pertechnetataufnahme vor und nach Gabe von Schilddrüsenhormon kann festgestellt werden, ob ein Rückgang der thyreoidalen Radionuklidaufnahme um mehr als 20 Prozent des Ausgangswertes und damit eine Normalisierung des Regelkreises Hypophyse – Schilddrüse vorliegt. Dieser zeitaufwendige Test hat sich jedoch nicht allgemein durchsetzen können.

Ob man künftig die Prognose der Basedow-Erkrankung an Hand wiederholter Bestimmungen der TBIAb-Aktivität im Serum ablesen kann, bleibt abzuwarten. Das Persistieren der Erkrankung scheint bei Patienten, die erhöhte Antikörper gegen die Thyreozyten aufweisen, häufiger vorzukommen.

Das diffus echoarme Ultraschallbild der Basedow-Hyperthyreose normalisiert sich bei einem Teil der Basedow-Hyperthyreosen im Verlauf der Krankheit, indem sich die Formveränderung der Schilddrüse zurückbildet und sich das Schallmuster normalisiert, d.h. das vorher diffus echoarme Schallmuster wird wieder echonormal. Möglicherweise zeigt dieses Phänomen den Beginn einer Remission an, jedoch sind die Untersuchungen hierzu in Zusammenhang mit der Bestimmung der TBIAb noch nicht abgeschlossen.

Nach operativer Behandlung der Basedow-Hyperthyreose sollte das zurückgelassene funktiontüchtige Schilddrüsenparenchym szintigraphisch dokumentiert und quantifiziert werden. Ob eine Substitution mit Thyroxin notwendig ist, sollte nach den Ergebnissen der Labordiagnostik einschließlich TRH-Test entschieden werden. Das gleiche gilt bei der Nachuntersuchung von Patienten, die mit radioaktivem Jod wegen Basedow-Hyperthyreose behandelt wurden.

Liegt gleichzeitig eine endokrine Orbitopathie vor, sind augenärztliche Kontrolluntersuchungen, gegebenenfalls unter Einsatz auch der Computertomographie der Orbitae neben der Behandlung der Basedow-Hyperthyreose und deren Verlaufsbeobachtung erforderlich.

7.4 Thyreoiditiden

Die Schilddrüsenentzündungen stellen eine sehr heterogene Krankheitsgruppe dar, der nur das histologische Substrat der Infiltration gemeinsam ist.

Die seltene bakterielle akute Entzündung der Schilddrüse zeichnet sich durch erhebliche Lokalbeschwerden wie Schmerzen, Druckempfindlichkeit, Schluckbeschwerden, Heiserkeit sowie Schwellung der Halslymphknoten aus. Die Blutsenkungsreaktion ist deutlich beschleunigt, es besteht eine ausgeprägte Leukozytose mit Linksverschiebung.

Bei der akuten Thyreoiditis besteht eine Tendenz zur Einschmelzung des Schilddrüsengewebes mit zunehmender Hautrötung und Fluktuation. Sonographisch findet man nicht selten die Zeichen eines Abszesses, im Szintigramm einen kalten Bezirk. Durch Feinnadelpunktion kann die Diagnose gesichert werden.

Die subakute Thyreoiditis tritt oft im Anschluß an einen grippalen Infekt auf. Ihre Ätiologie ist noch nicht geklärt. Wahrscheinlich handelt es sich um eine Virusinfektion.

Im Anfangsstadium wird die subakute Thyreoiditis nicht selten mit einer akuten Thyreoiditis verwechselt. Klinisches Leitsymptom sind ebenfalls Schmerzen im Bereich des Halses. Erst später tritt eine diffuse, ein- oder mehrknotige Schwellung der Schilddrüse auf, die außerordentlich druckschmerzhaft ist.

Die Blutkörperchensenkungsgeschwindigkeit ist meistens extrem beschleunigt. Eine deutliche Leukozytose fehlt im Gegensatz zur akuten bakteriellen Thyreoiditis.

Die peripheren Schilddrüsenhormonspiegel können zu Beginn der Erkrankung erhöht sein. Die Schilddrüsenantikörper-Titer sind negativ oder nur gering erhöht.

Im Sonogramm findet sich eine unregelmäßig begrenzte Echoarmut in den Teilen der Schilddrüse, die entzündet sind. Das Szintigramm zeigt entsprechend kaum eine Radionuklidanreicherung in den entzündeten Schilddrüsenarealen. In Zweifelsfällen kann die Feinnadelpunktion durch den Nachweis von Riesenzellen im Punktat die Diagnose absichern helfen.

Kommt es unter der antiphlogistischen, gegebenenfalls auch mit Kortikosteroiden durchgeführten Therapie zu einer Heilung, normalisiert sich das sonographische, später auch das szintigraphische Bild. Bei dem nicht seltenen Rezidiv der Erkrankung treten die gleichen Erscheinungen wieder auf.

Die chronisch lymphozytäre Thyreoiditis (Hashimoto-Thyreoiditis) wird durch zelluläre Immunprozesse in Gang gesetzt, wobei ein gleichartiger Immundefekt wie bei der Basedow-Hyperthyreose und der endokrinen Orbitopathie angenommen wird. Das Zusammenwirken von zellulären und humoralen Immunfaktoren unterhält den entzündlichen Prozeß und führt schließlich zur Zerstörung und zum narbigen Umbau der Schilddrüse.

Aufgrund der verbesserten diagnostischen Möglichkeiten werden immer mehr chronische Thyreoiditiden erkannt. Im Vordergrund der Diagnostik steht die Bestimmung der Schilddrüsenantikörper. Thyreoglobulin-Antikörper und mikrosomale Schilddrüsenantikörper treten zwar nicht nur bei chronisch lymphozytärer Thyreoiditis auf, sondern auch bei zahlreichen anderen Schilddrüsenleiden und sogar bei Patienten mit anderen Autoimmunerkrankungen, jedoch sind hohe Titer beider Antikörperarten als pathognomonisch für eine Autoimmunthyreoiditis anzusehen. Umgekehrt schließen niedrige oder sogar fehlende Schilddrüsenantikörpertiter eine Autoimmunthyreoiditis nicht aus, vor allem nicht die atrophische Form.

Die Sonographie zeigt die typische, die gesamte Schilddrüse betreffende Echoarmut, wie sie bei Autoimmunerkrankungen gefunden wird. Im Szintigramm sieht man oft nur eine geringe Radionuklidaufnahme mit unregelmäßiger Radioaktivitätsverteilung bzw. kleinen, fleckförmigen Speicherausfällen, die lymphozytär infiltrierten Bezirken entsprechen. In Zweifelsfällen können durch die Feinnadelpunktion lymphozytär-plasmazelluläre Infiltrationen nachgewiesen werden. Die Feinnadelpunktion kann auch zur Differentialdiagnose gegenüber Schilddrüsenmalignomen von Bedeutung sein. Papilläre Schilddrüsenkarzinome sind häufig von fokalen oder diffusen lymphozytären Infiltraten innerhalb und außerhalb des Tumors begleitet.

Eine Autoimmunthyreoiditis ist die häufigste Ursache der erworbenen Hypothyreose, die allmählich eintritt. Die hypothyreote Stoffwechsellage wird durch den TRH-Test und die Bestimmung der peripheren Schilddrüsenhormonparameter belegt. Die Langzeittherapie mit Schilddrüsenhormon sollte an Hand eines in den Normbereich gesenkten TSH-Spiegels im Serum überwacht werden.

7.5 Primäre und sekundäre Hypothyreose

Die Ätiologie der kongenitalen primären Hypothyreose ist sehr unterschiedlich. Es handelt sich meist um eine Schilddrüsenektopie, -hypoplasie oder -aplasie, selten um genetisch bedingte Jodfehlverwertungsstörungen oder um exogene Einflüsse während der Fötalzeit (Jodmangel, Thyreostatikatherapie während der Schwangerschaft). Die konnatale Hypothyreose ist unter den angeborenen Erkrankungen die häufigste und bezüglich ihres späteren Verlaufs schwerwiegendste endokrine Störung beim Neugeborenen.

Da die konnatale Hypothyreose vor allem bezüglich der geistigen Entwicklung größtenteils irreversibel ist, wenn nicht frühzeitig eine Behandlung eingeleitet wird, wurde 1980 in der Bundesrepublik wie in anderen Ländern das Hypothyreose-Screening in den Katalog der Vorsorgeuntersuchung Neugeborener aufgenommen. Als zuverlässigste Möglichkeit zur Hypothyreose-Diagnostik bei Neugeborenen hat sich die Bestimmung des TSH in Trockenblutproben Neugeborener bewährt. Unter etwa 3000 Lebendgeburten wird ein hypothyreotes Kind an Hand eines erhöhten TSH-Spiegels gefunden.

Die postnatal erworbene Hypothyreose hat ihre Ursache meistens in einer Zerstörung und/oder einem Verlust von funktionstüchtigem Schilddrüsengewebe (primäre, thyreogene Hypothyreose) aufgrund entzündlicher Prozesse (chronische Autoimmunthyreoiditis), als Folge einer Strumaresektion oder totalen Thyreoidektomie, als Folge einer Radiojodbehandlung oder anderer Bestrahlungsformen, infolge einer gestörten Hormonsynthese bei extremem Jodmangel, Thyreostatika-Überdosierung sowie anderer strumigener Substanzen.

Für die Sicherung der Diagnose einer Hypothyreose im Erwachsenenalter stehen vor allem der TRH-Test und die Bestimmung der peripheren Schilddrüsenhormonparameter entsprechend dem in Abbildung 36 dargestellten Untersuchungsschema zur Verfügung. Sofern die Hypothyreose primär thyreogen bedingt ist, wird die TSH-Konzentration je nach Schweregrad der Erkrankung erhöht gefunden, nach TRH-Stimulation steigt sie überschießend an.

Bei der hypophysär bedingten, sekundären Hypothyreose ist dagegen die basale TSH-Konzentration niedrig und durch TRH nicht oder bei partieller Restfunktion des Hypophysenvorderlappens nur gering stimulierbar.

Nur bei der sehr seltenen hypothalamisch bedingten tertiären Hypothyreose fällt bei erniedrigten Schilddrüsenhormonspiegeln der TRH-Test normal aus (Abbildung 36).

Da im Erwachsenenalter primäre Hypothyreosen zu einem hohen Prozentsatz durch einen Autoimmunprozeß infolge chronischer Autoimmun-Thyreoiditis entstehen, ist der Nachweis der zirkulierenden und schilddrüsenständigen Schilddrüsenantikörper von Bedeutung. Hohe Antikörper gegen Thyreoglobulin und die Mikrosomenfraktion werden bei der chronischen Autoimmun-Thyreoiditis Hashimoto gefunden.

Erhöhte Cholesterinwerte sowie verlängerte Achillessehnenreflexzeiten geben nur indirekt Hinweise auf eine hypothyreote Stoffwechsellage und können bei der Einstellung der Substitutionsbehandlung von Hilfe sein, vor allem wenn eine Resistenz gegen Schilddrüsenhormon vorliegt.

Die Substitutionstherapie wird an Hand der Schilddrüsenhormonspiegel T_4 und T_3 und vor allem an Hand des TSH-Spiegels, der in den Normbereich abfallen sollte, kontrolliert.

7.6 Karzinome der Schilddrüse

Unter der Sammelbezeichnung Struma maligna werden alle bösartigen Neubildungen der Schilddrüse zusammengefaßt: Karzinome und Sarkome der Schilddrüse sowie Metastasen extrathyreoidaler Tumoren.

Die differenzierten Schilddrüsenkarzinome, d. h. die papillären und follikulären Tumoren, die hinsichtlich ihres histologischen Aufbaus und der Funktion große Ähnlichkeit mit normalem Schilddrüsenparenchym besitzen, entstehen im allgemeinen allmählich und asymptomatisch. Die malignen Solitärknoten der Schilddrüse werden oft nur zufällig vom Patienten oder untersuchenden Arzt anläßlich einer eingehenden internistischen Untersuchung entdeckt.

Bei den anaplastischen Karzinomen handelt es sich um stark entdifferenzierte Tumoren ohne erkennbare Organstrukturen mit meist hoher Aggressivität und schnellem Fortschreiten. Überwiegend Patienten des höheren Lebensalters sind bevorzugt betroffen.

Die C-Zell-Karzinome, auch medulläre Karzinome genannt, nehmen ihren Ausgang nicht von den Thyreozyten, sondern von den Calcitonin produzierenden parafollikulären Zellen der Schilddrüse. Sie können mit oder ohne hormonelle Aktivität einhergehen. Ihre Ausbreitung erfolgt zunächst in regionale, zervikale und mediastinale Lymphknoten, aber auch hämatogen in die Körperperipherie.

Sarkome und metastatische Fremdtumoren sind selten. Ihre Progredienz ist im allgemeinen rasch.

Eine Frühdiagnose von Schilddrüsenkarzinomen ist anhand von klinischen Untersuchungskriterien selten möglich. Allgemeine Tumorsymptome treten, wenn überhaupt, spät auf.

Spezifische Laboratoriumsteste für den Nachweis eines Schilddrüsenkarzinoms gibt es nicht mit Ausnahme des C-Zell-Karzinoms, bei dem der Calcitonin-Spiegel erhöht ist.

Die morphologische Untersuchung der Schilddrüse steht ganz im Vordergrund der Diagnostik. Ein sonographisch echoarmes Areal, vor allem wenn es unregelmäßig begrenzt ist und Infiltrationszeichen zeigt, ist sehr verdächtig auf eine maligne Entartung. Differentialdiagnostisch muß das echoarme Areal gegen ein autonomes Adenom und andere gutartige Knoten nach dem in Abbildung 71 dargestellten Diagnoseschema abgegrenzt werden.

Der szintigraphisch „kalte" Knoten ist ebenfalls ein Hinweiszeichen für eine Malignität. „Kalte" Knoten finden sich jedoch in über der Hälfte aller knotig veränderten Strumen. Je nach Selektion des Krankengutes sind hiervor im Mittel weniger als 5 Prozent maligne entartet. Sonographisch echoarme und/oder szintigraphisch „kalte" Strumaknoten erfordern trotzdem in jedem Fall eine weitere Abklärung, z. B. durch eine gezielte Feinnadelpunktion.

Bei etwa 90 Prozent der Patienten mit Schilddrüsenknoten ist aufgrund der heute zur Verfügung stehenden diagnostischen Verfahren, die mit relativ hoher Spezifität ein Schilddrüsenkarzinom ausschließen können, keine Indikation mehr zur chirurgischen Abklärung gegeben. Da die meisten, nicht schnell wachsenden solitären Schilddrüsenknoten benigne sind, können sie nach entsprechender Untersuchung durch Sonographie, Szintigraphie und Feinnadelpunktion bei negativem Ergebnis zunächst unter einer suppressiven Therapie mit Schilddrüsenhormon beobachtet werden. Je jünger jedoch ein Patient ist, desto eher sollte eine operative Abklärung eines potentiell malignen Strumaknotens erfolgen, da eine sichere Diagnose einer malignen Entartung nur durch die histologische Untersuchung möglich ist. Dies gilt bei jedem klinisch verdächtigen und vor allem aufgrund der morphologischen Untersuchungsverfahren verdächtigen Befund.

Die richtige Antwort, die dem einzelnen Patienten gerecht wird, dürfte immer ein dem individuellen Fall angepaßter Kompromiß sein. Selbst im Zweifelsfall ist wegen der geringen Malignität der differenzierten Schilddrüsenkarzinome, die einen relativ gutartigen Verlauf nehmen können, eine abwartende Haltung gerechtfertigt, zumal differenzierte Schilddrüsenkarzinome auch nach längerer Zeit noch durch eine Thyreoidektomie und eine gegebenenfalls notwendige Resektion regionärer Metastasen „geheilt" werden können. Bei der Entscheidung für oder gegen eine Operation sollten natürlich auch weitere Überlegungen wie Angst bzw. Sicherheitsbedürfnis des Patienten eine wichtige Rolle spielen.

Alle uns heute zur Verfügung stehenden differentialdiagnostischen Kriterien können leider nie eine endgültige Antwort geben, so daß noch immer etwa drei Viertel der Patienten unter dem Verdacht eines Schilddrüsenkarzinoms einer Operation zugeführt werden, ohne daß sich bei der Operation maligne Veränderungen nachweisen lassen. Dies zeigt, daß eine weitere Verbesserung unserer diagnostischen Verfahren erforderlich ist.

Die dauerhafte Nachbetreuung aller Kranken, bei denen operativ ein Schilddrüsentumor nachgewiesen wurde und bei denen postoperativ eine interne und/oder externe Strahlentherapie erfolgte, sollte in einer speziellen interdisziplinären Zusammenarbeit von Internisten, Endokrinologen, Nuklearmedizinern, Strahlentherapeuten und Chirurgen erfolgen.

Für die Nachuntersuchung eignet sich das in Abbildung 30 dargestellte diagnostische Schema. Neben dem Nachweis jodspeichernden Schilddrüsengewebes beim differenzierten Schilddrüsenkarzinom mit Hilfe der Sonographie und der Szintigraphie nach therapeutischen Radiojoddosen (mindestens 2 mCi^{131}J), möglichst mit der Gamma-Kamera, kann die radioimmunologische Bestimmung des Thyreoglobulins im Serum wichtige zusätzliche Informationen liefern. Von gewissem diagnostischen Wert kann auch der radioimmunologische Nachweis des karzino-embryonalen Antigens (CEA) sein.

Von größter diagnostischer Bedeutung beim C-Zell-Karzinom ist das Vorhandensein von Calcitonin im Serum als Hinweise auf Rezidive oder Metastasen des C-Zell-Karzinoms.

Die Substitution der nach Operation und/oder Strahlentherapie eintretenden Hypothyreose sollte an Hand der Trijodthyronin- (und Thyroxin-)Spiegel sowie des TSH-Spiegels im Serum, möglichst vor und nach TRH-Belastung, erfolgen.

Die jeweiligen Intervalle für die Kontrolluntersuchungen sollten individuell festgelegt werden, je nach Ausgangsbefund und Art des Tumors.

Zusätzliche Maßnahmen sollten eine Röntgenuntersuchung des Thorax, ein Leber- und Knochenszintigramm sowie die in der Onkologie üblichen biochemischen Kontrollen sein.

8. Schlußbemerkungen

Bei allen Möglichkeiten der modernen Diagnostik von Schilddrüsenerkrankungen sind die Entscheidungen für Diagnose und Therapie wesentlich von einer speziellen Anamnese und einer gezielten körperlichen Untersuchung abhängig zu machen.

Die in dieser Übersicht beschriebenen Untersuchungsverfahren zur Abklärung einer von der Norm abweichenden Schilddrüsenfunktion sollten sorgfältig je nach klinischer Fragestellung ausgewählt werden, nachdem sich aufgrund von Vorgeschichte und klinischem Befund der Verdacht auf eine oder mehrere differentialdiagnostisch abzugrenzende Schilddrüsenerkrankungen ergeben hat.

Die Auswahl für den Einsatz der verschiedenen Parameter hängt von der Frage ab, ob eher keine Schilddrüsenerkrankung vorliegt (Sicherung des Ausschlusses), der Verdacht auf eine bestimmte Schilddrüsenerkrankung hoch ist (Sicherung der Diagnose) oder klinisch eine unklare Situation vorliegt.

Sind klinischer Verdacht und die Ergebnisse der technischen Untersuchungs-verfahren nicht zur Deckung zu bringen, ist die diagnostische Situation erneut zu überdenken.

Eine ausreichende Interpretation der Schilddrüsen in vitro- und zum Teil auch der in vivo-Teste ist ohne Kenntnis der Medikamentenanamnese und evtl. vorliegen-der Begleiterkrankungen nicht möglich. Das Ausmaß des medikamentösen Einflusses, vor allem jodhaltiger Medikamente, hängt von der Dosishöhe, der Dauer der Medikamentengabe, der Nachwirkungszeit und vom Schilddrüsen-funktionszustand ab.

Die wichtigsten Veränderungen durch Begleiterkrankungen betreffen einmal Veränderungen der Kapazität und Affinität der Transportproteine für Schilddrü-senhormone, die heute durch die Bestimmung des freien Schilddrüsenhormon-spiegels, vor allem des FT_4 weitgehend eliminiert werden können, zum anderen eine Verminderung der peripheren Konversion von Thyroxin zu Trijodthyronin bei schweren Allgemeinerkrankungen (sog. Niedrig-T_3-Syndrom).

Der sicherste in vitro-Parameter zum Ausschluß oder Nachweis einer Schilddrü-senfunktionsstörung ist der TRH-Test. Das entscheidende Kriterium, welches den TRH-Test in seiner Aussagekraft über alle anderen in vitro-Funktionspara-meter für die Schilddrüsendiagnostik stellt, ist der Umstand, daß dieser Test keine Absolutwerte verlangt, sondern als qualitativer Test sichere Urteile erlaubt. Der TRH-Test hat seine Hauptbedeutung für die Früherkennung einer Störung des Regelkreises Hypophyse – Schilddrüse, dagegen weniger Bedeutung für die Therapiekontrolle der verschiedenen Schilddrüsenerkrankungen.

Die in den letzten Jahren wesentlich verbesserten Verfahren zur Bestimmung von Antikörpern gegen Thyreoglobulin und mikrosomales Antigen sollten bei Ver-dacht auf eine nichtbakterielle Thyreoiditis eingesetzt werden. Sie geben auch Hinweise zur differentialdiagnostischen Abgrenzung zwischen der subakuten Thyreoiditis de Quervain und der chronischen Autoimmunthyreoiditis Hashimoto. Möglicherweise gewinnen Bestimmungen der TBIAb in der Zukunft praktische Bedeutung zur Differenzierung zwischen immunogen und nichtimmunogen bedingten Hyperthyreosen.

Bei der morphologischen Diagnostik von Schilddrüsenerkrankungen ergänzen sich Sonographie, Schilddrüsenszintigraphie und Feinnadelpunktion der Schild-drüse. Die Sonographie der Schilddrüse ist für die reine Strukturanalyse aufgrund ihres typischen Echomusters der Szintigraphie in vielen Fällen überle-gen. Die Szintigraphie liefert dagegen funktionstopographische Informationen, die gerade bei der regionalen thyreoidalen Autonomie oder bei inaktiven, funktionslosen Gewebsarealen für die Differentialdiagnose außerordentlich wichtig sind.

Je nach Fragestellung stehen zahlreiche Zusatzverfahren zur Verfügung.

Bei allen Vor- und Nachteilen, die einzelne Methoden im Rahmen der aufgezeigten stufenweisen Schilddrüsendiagnostik haben mögen, ist zu bedenken, daß kein einziger Parameter oder Befund, gleichgültig auf welcher Stufe, für sich allein in der Lage ist, eine sichere Aussage über eine Schilddrüsenerkrankung und deren Auswirkungen auf den Organismus zu machen. Erst die Zusammenschau verschiedener Befunde und Parameter erlaubt eine sichere Diagnose, und diese ist für eine gezielte Therapie in jedem Fall notwendig.

Die hier zusammengefaßten Richtlinien für die Abklärung von Schilddrüsenerkrankungen sowie für Verlaufsuntersuchungen orientieren sich an den Empfehlungen der Sektion Schilddrüse der Deutschen Gesellschaft für Endokrinologie. Sie berücksichtigen vor allem praktische Belange. Nach dem Verhältnis von Aussagemöglichkeit und Genauigkeit zu Aufwand und auch Risiko können sie nur ein Grundgerüst darstellen. Es liegt auf der Hand, daß bei unklaren Diagnosen und atypischen Befunden die diagnostischen Mittel etwas breiter eingesetzt werden müssen als bei klinisch mehr oder weniger gesicherten Diagnosen. Schilddrüsenkranke stellen unverändert eine diagnostische, aber auch therapeutische Herausforderung dar.

Wenn dieses Buch dazu beigetragen hat, daß praktisch tätigen Ärzten und Klinikärzten die Diagnostik und Betreuung von Schilddrüsenkranken erleichtert wird, dann hat es seinen Zweck erfüllt.

9. SI-Einheiten, Nomogramme und Umrechnungsfaktoren

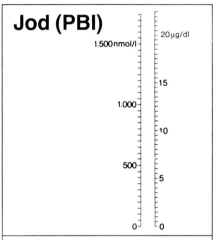

Jod (PBI)

Umrechnung:
(µg/dl) × 78,8 = (nmol/l)
(nmol/l × 0,0127 = (µg/dl)

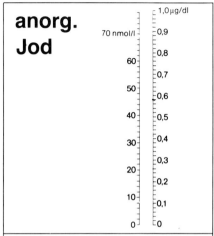

anorg. Jod

Umrechnung:
(µg/dl) × 78,8 = (nmol/l)
(nmol/l × 0,0127 = (µg/dl)

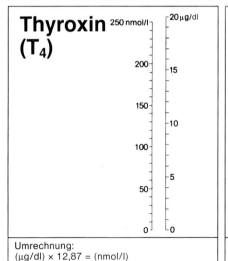

Thyroxin (T$_4$)

Umrechnung:
(µg/dl) × 12,87 = (nmol/l)
(nmol/l × 0,078 = (µg/dl)

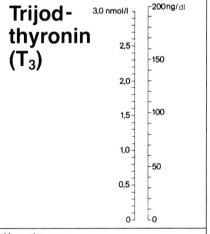

Trijod- thyronin (T$_3$)

Umrechnung:
(ng/dl) × 0,0154 = (nmol/l)
(nmol/l × 65,1 = (µg/dl)

10. Weiterführende Literatur

Für den interessierten Leser ist eine Auswahl der wichtigsten neueren deutschsprachigen Publikationen auf dem Gebiet der Schilddrüsendiagnostik gegliedert nach den einzelnen Kapiteln angefügt. Diese Auswahl erhebt keinen Anspruch auf Vollständigkeit.

a) Allgemeine Literatur (Übersichten)

EMRICH, D., B. GLÖBEL, B. WEINHEIMER:
Schilddrüse 1979
Georg Thieme Verlag, Stuttgart, 1981

FREYSCHMIDT, P., H. E. KIRSCHSIEPER:
Schilddrüsenerkrankungen
Georg Thieme Verlag, Stuttgart, 2., neu bearbeitete und erweiterte Auflage, 1981

HERRMANN, J., H. L. KRÜSKEMPER, B. WEINHEIMER:
Schilddrüse 1975
Georg Thieme Verlag, Stuttgart, 1977

HÖFER, R.:
Rationale Diagnose von Schilddrüsenerkrankungen
H. Egermann Verlag, Wien, 1978

HORSTER, F. A.:
Schilddrüsenkrankheiten, Diagnose und Therapie in der Praxis
Deutscher Ärzte-Verlag, Köln, 1977

KLEIN, E., J. KRACHT, H. L. KRÜSKEMPER, D. REINWEIN, P. C. SCRIBA:
Klassifikation der Schilddrüsenkrankheiten
Sektion Schilddrüse der Deutschen Gesellschaft für Endokrinologie, Dtsch. med. Wschr. **98,** 2249 (1973)

KLEIN, E.:
Die Schilddrüse, Diagnostik und Therapie ihrer Krankheiten
2. neu bearbeitete Auflage, Springer Verlag, Heidelberg 1978

LABHART, A.:
Klinik der Inneren Sekretion
3., neu bearbeitete Auflage, Springer Verlag, Heidelberg, 1978

MENG, W.:
Schilddrüsenerkrankungen
2. Auflage, VEB Gustav Fischer Verlag, Jena, 1978

OBERDISSE, K., E. KLEIN, D. REINWEIN:
Die Krankheiten der Schilddrüse
2. Auflage, Georg Thieme Verlag, Stuttgart, 1980

PFANNENSTIEL, P.:

Ärztlicher Rat für Schilddrüsenkranke
Georg Thieme Verlag, Stuttgart, 2. Auflage, 1981

PFANNENSTIEL, P.:

Therapie von Schilddrüsenerkrankungen
3. Auflage, Grosse Verlag Berlin, Henning Berlin GmbH, Komturstraße 19–20, 1000 Berlin 42, 1982/1983

SCRIBA, P. C., K. H. RUDORFF, B. WEINHEIMER:

Schilddrüse 1981
Georg Thieme Verlag, Stuttgart, 1982

b) Pathophysiologie der Schilddrüsenerkrankungen

LOOS, U., R. GRAU, E. F. PFEIFFER:

Regulation der Schilddrüsenstoffwechsellage
in der Peripherie (Beeinflussung der T_4-Konversion) Schwerpunkt Medizin **4,** 14 (1981)

LUFT, D.:

Schilddrüsendiagnostik bei Schilddrüsenerkrankungen
Therapiewoche **31,** 5932 (1981)

PETERSEN, F.:

Altersabhängige Änderungen im Regelkreis der Schilddrüse
Therapiewoche **27,** 961 (1978)

PICKARDT, C. R.:

Regulation der Schilddrüsenfunktion und ihre Beeinflussung durch endogene und exogene Faktoren
Therapiewoche **28,** 5039 (1978)

PFANNENSTIEL, P.:

Prinzipien der Schilddrüsenregulation und ihre Beurteilung durch In-vitro-Untersuchungen
Z. Ges. Inn. Med. **35,** 413 (1980)

PFANNENSTIEL, P., F. A. HORSTER:

Jodmangel in der Bundesrepublik Deutschland; Effektivität (und Risiko) einer Jodprophylaxe durch jodiertes Speisesalz
Dtsch. med. Wschr. **107,** 867 (1982)

SEIF, F. J.:

Physiologische Einflüsse auf die Funktion der Schilddrüse und auf ihre Meßgrößen
Therapiewoche **30,** 6329 (1980)

c) In vitro-Schilddrüsendiagnostik

BAUHÖFER, G., A. HAUSEN, G. RICCABONA:

Thyroxin und Trijodthyronin im Serum euthyreoter nach Röntgenuntersuchungen mit jodhaltigen Kontrastmitteln
Münch. med. Wschr. **120,** 927 (1978)

BECKER, W., Chr. REINERS, W. BÖRNER:

Erste Ergebnisse mit einem Radiorezeptor-Assay (TRAK-Assay) zur Bestimmung von TSH-Rezeptor-Autoantikörpern
Nuc-Compact **14,** 32 (1983)

BÖTTGER, I., W. DIRR, H. W. PABST:

Erste Erfahrungen mit kommerziellen Thyreoglobulin (hTg)-RIA-kits bei Struma maligna
Nuc-Compact **11,** 147 (1980)

BOTSCH, H., E. SCHULZ, B. LOCHNER:

Serum-Thyreoglobulinbestimmung zur Verlaufskontrolle bei Schilddrüsenkarzinom-Patienten
Dtsch. med. Wschr. **30,** 1082 (1979)

EMRICH, D.:

Schilddrüsen-in-vitro-Tests
Therapiewoche **30,** 6852 (1980)

ERHARDT, F.:

Was ist bei der TSH-Bestimmung zu beachten
Der Nuklearmediziner **2,** 24 (1979)

FINKE, R., P. KOTULLA, B. WENZEL, U. BOGNER, H. MEINHOLD:

Klinische Bedeutung der Bestimmung von schilddrüsenstimulierenden Antikörpern
Dtsch. med. Wschr. **106,** 38 (1981)

FINKE, R., G. SCHERNTHANER, W. R. MAYR, U. BOGNER, B. KOTULLA, H. SCHLEUSENER:

Serologische Differenzierung von Immunhyperthyreose und disseminierter Schilddrüsen-autonomie
Krankenhausarzt **55,** 569 (1982)

GREHN, S., B. STEIDLE, F. J. SEIF:

Änderung der Schilddrüsenfunktion nach jodhaltigen Röntgenkontrastmitteln bei Patienten aus einem endemischen Strumagebiet
Fortschr. Röntgenstr. **135,** 151 (1981)

HEHRMANN, R.:

Schwangerschaft und Schilddrüse
Intern. Welt **3,** 99 (1982)

HEINEN, E.:

Schilddrüsenparameter bei totalem Fasten und bei Übergewicht
Akt. Endokrin. Stoffw. **3,** 56 (1982)

HERRMANN, J.:

Diagnostische Bedeutung der freien Schilddrüsenhormone im Serum
Intern. Welt **2,** 136 (1979)

HESCH, R. D., S. LE BLANC, A. VON ZUR MÜHLEN:

Standardisierung des TRH-Tests zur Feineinstellung einer Thyroxin-Behandlung
Dtsch. med. Wschr. **106,** 146 (1981)

HESCH, R. D.:

Schilddrüsenhormonstoffwechsel und thyroxinbindendes Globulin bei Schwerkranken
Akt. Endokrin. Stoffw. **3,** 24 (1982)

HOERST, M., J. LUETGEMEIER, D. NEUMANN, J. WOLF:
Die klinische Bedeutung des FT$_4$-RIA für die Schilddrüsendiagnostik bei Kranken
Nuc-Compact **13**, 114 (1982)

HOERST, M., I. WOTZEL, P. HOHLWEG-MAJERT:
Bestimmung des freien T$_4$ in der Spätschwangerschaft
Nuc-Compact **13**, 184 (1982)

HOFF, H. G., D. REINWEIN:
Vorteile der direkten Bestimmung der freien Thyroxin-Konzentration im Serum bei gestörter
Schilddrüsenfunktion
Nuc-Compact **12**, 168 (1981)

HORN, K., C. R. PICKARDT, P. C. SCRIBA:
Notwendigkeit der Durchführung von sogenannten Schilddrüsenhormon-Bindungstesten, Vorteile
der TBG-Bestimmung
Nuklearmediziner **2**, 17 (1979)

HORN, K., R. GÄRTNER:
TBG- und Thyreoglobulin-Stoffwechsel
Akt. Endokrin. Stoffw. **3**, 18 (1982)

HÜFNER, M.:
Beeinflussung der Schilddrüsen-in-vitro-Tests durch extrathyreoidale Erkrankungen
Therapiewoche **30**, 39 (1980)

HÜFNER, M., M. GRUSSENDORF:
Möglichkeiten und Grenzen des TRH-Testes
Schwerpunkt Medizin **4**, 1 (1981)

JÄNSCH, A., H. G. HEINZE, B. HAST:
Serumthyreoglobulin (S-hTG): Ein Tumormarker bei Patienten mit differenziertem Schilddrüsen-
karzinom
Strahlentherapie **157**, 381 (1981)

JÜNGST, D., U. BÜLL, H. J. KARL:
Ergebnisse des oralen TRH-Tests zur Unterscheidung von kompensierten und dekompensierten
autonomen Adenomen der Schilddrüse
Klin. Wschr. **60**, 477 (1982)

KÖDDING, R.:
Schilddrüsenparameter bei Leberkrankheiten
Akt. Endokrin. Stoffw. **3**, 47 (1982)

LOHKAMP, F., M. SCHMIDT:
Direkte Bestimmung des freien FT$_4$ in zwei simultanen Radioimmunoassays mit unterschiedlichen
Testprinzipien: Validität der Testergebnisse in einem Jodmangelgebiet
Nucl.-Med. **1**, 30 (1982)

MAHLSTEDT, J., D. EMRICH, J. HERRMANN, K. JOSEPH, D. JÜNGST, N. PANITZ, P. PFANNEN-
STIEL:
Ein neues Testprinzip zur Messung des freien Thyroxins (FT$_4$) im Serum – Ergebnisse einer
Multicenterstudie
Nuc-Compact **12**, 56 (1981)

MEINHOLD, H.:

Methodische Einflüsse auf die Ergebnisse von In-vitro-Verfahren in der Schilddrüsendiagnostik
Therapiewoche **30**, 14 (1980)

PFANNENSTIEL, P.:

Stufenprogramm nuklearmedizinischer Schilddrüsendiagnostik
Dtsch. Ärztebl. **33**, 1853 (1978)

PFANNENSTIEL, P., W. BÖRNER, M. DROESE, D. EMRICH, F. ERHARDT, K. HACKENBERG, H. G.
HEINZE, J. HERRMANN, R. D. HESCH, K. HORN, F. A. HORSTER, K. JOSEPH, E. KLEIN, H. L.
KRÜSKEMPER, A. VON ZUR MÜHLEN, E. OBERHAUSEN, D. REINWEIN, K. H. RUDORFF, H. SCHATZ, H.
SCHLEUSENER, P. C. SCRIBA, K. W. WENZEL:

Methoden und ihr stufenweiser Einsatz bei der Diagnostik von Schilddrüsenerkrankungen;
Empfehlungen der Sektion Schilddrüse der Deutschen Gesellschaft für Endokrinologie
Intern. Welt **2**, 99 (1979)
Nuklearmediziner **2**, 52 (1979)
Endokrinologie-Informationen **3**, 38 (1979)

PFANNENSTIEL, P., N. PANITZ:

Schilddrüsenerkrankungen: Erstabklärung und Verlaufskontrolle mit RIA-T3
Diagnostik **12**, 61 (1979)

RAUE, F., H. SCHMIDT–GAYK, R. ZIEGLER:

Tumormarker beim medullären Schilddrüsenkarzinom (C-Zellkarzinom)
In: Verh. Dtsch. Ges. inn. Med., Bergmann Verlag, München, 1137 (1982)

REINERS, CHR.:

Spezifische und unspezifische Tumormarker beim Schilddrüsenkarzinom. Simultane Bestimmung
von Thyreoglobulin, Kalzitonin, Carcino-embryonalem Antigen, Alpha-Foetoprotein, Beta-Chorion-
gonadotropin, Tissue Polypeptide Antigen, Immunglobulin E, Ferritin und Tennessee Antigen
Tumor Diagnostik **2**, 199 (1981)

RINCK, P. A., H. BOTSCH, R. ROSSDEUTSCHER:

Zur Indikation des oralen TRH-Testes
Fortschr. Röntgenstr. **134**, 198 (1981)

RUDORFF, K. H., J. HERRMANN, F. A. HORSTER, H. L. KRÜSKEMPER:

Verfahren und methodische Voraussetzungen der Schilddrüsenhormonbestimmung im Serum
Nuklearmediziner **2**, 2 (1979)

RUDORFF, K. H.:

Kritische Bewertung der für die Praxis geeigneten In-vitro-Methoden der Schilddrüsendiagnostik
Therapiewoche **30**, 7 (1980)

RUDORFF, K. H., J. HERRMANN, H. L. KRÜSKEMPER:

Altersabhängige Änderungen von in-vitro-Parametern für die Schilddrüsendiagnostik
Intern. Welt **3**, 102 (1981)

SCHATZ, H., A. KUHN, U. ZIMMERMANN, J. TEUBER, S. LOEBE, K. FEDERLIN:

Aktueller Stand der immunologischen Schilddrüsendiagnostik in der Klinik
Akt. Endokrin. **2**, 161 (1981)

SCHATZ, H., S. GREBE, E. MÄSER, J. TEUBER, W. HORN, O. SCHRÖDER, CH. SCHATZ:

Serum-Thyreoglobulinspiegel als Tumormarker bei Schilddrüsenkarzinom
Klin. Wschr. **60**, 457 (1982)

SCHLEUSENER, H., G. SCHERNTHANER, G. MAYR, W. R. KOTULLA, P. BOGNER, U. BOGNER, H. HABERMANN, R. FINKE, H. MEINHOLD, K. KOPPENHAGEN, D. EMRICH, W. WENZEL, K. JOSEPH:
HLA-Typisierungen und Bestimmung schilddrüsenstimulierender Antikörper bei hyperthyreoten Patienten. In: Verh. Dtsch. Ges. inn. Med. Bergmann Verlag, München, 389 (1981)

SEIDEL, CH., D. ZIEGLITZ, H. J. CORRENS:
Zur klinischen Eingruppierung supprimierter und niedrignormaler TSH-Basalspiegel bei Euthyreose
Nuc-Compact **12**, 2 (1981)

SEIDEL, CH., H. J. CORRENS:
Zeitliche Optimierung zur präzisen und empfindlichen radiologischen TSH-Bestimmung im Serum
Nuc-Compact **14**, 10 (1983)

SEIF, F. J.:
Schilddrüsenstimulierende Immunglobuline oder Antikörper: Vergleich mehrerer Bestimmungsmethoden
Krankenhausarzt **55**, 602 (1982)

SOKOLOWSKI, G., W. G. WOOD:
Radioimmunoassay in Therapie und Praxis
Schnetztor Verlag, Konstanz, 1981

STAHMER, E., R. ZIEGLER:
Funktionsdiagnostik der Schilddrüse
Diagnostik **15**, 956 (1982)

STAUB, J. J., J. GIRARD, E. GEMSENJÄGER:
Entwicklung eines einfachen oralen Kurztests mit dem TSH-Releasing-Hormon (TRH) und dessen Anwendung in der Schilddrüsendiagnostik
Schweiz. med. Wschr. **106**, 1839 (1976)

TEUBER, J., K. HELMKE, E. MÄSER, S. GREBE, K. FEDERLIN:
Nachweis von Schilddrüsenhormonantikörpern sowie ihre Bedeutung für die Klinik
Immunität und Infektion **9**, 12 (1981)

UTSCH, J., O. BELLMANN, P. OEHR, A. RASCHE, H. J. BIERSACK, C. WINKLER:
Die Schilddrüsenhormone in der Spätschwangerschaft unter besonderer Berücksichtigung der freien Hormone
Nucl. Med. **6**, 236 (1982)

VIERHAPPER, H., A. LAGGNER, W. WALDHÄUSL, B. GRUBECK–LOEBENSTEIN, G. KLEINBERGER:
Hypophysenfunktion bei kritisch kranken Patienten mit „Low T_4-Syndrom"
In: Verh. Dtsch. inn. Med. Bergmann Verlag, München, 1131 (1982)

WAHL, R. A., J. VON REUMONT, J. NIEVERGELT, P. GORETZKI, M. HÜFNER, H. D. RÖHER:
„Niedrig-T_3-Syndrom" im hämorrhagischen und toxischen Schock
Akt. Endokrin. Stoffw. **3**, 30 (1982)

WENZEL, K. W.:
Der TRH-Test zur rationellen und rationalen Schilddrüsendiagnostik
Dtsch. med. Wschr. **104**, 229 (1979)

WENZEL, K. W.:

Einfluß von pharmakologischen Substanzen auf die In-vitro-Tests der Schilddrüsenfunktionsdiagnostik: Anlaß zu diagnostischen Irrtümern
Therapiewoche **30**, 6348 (1980)

WENZEL, K. W.:

Veränderungen der Serumkonzentrationen der Schilddrüsenhormone durch Betarezeptorenblocker
Akt. Endokrin. Stoffw. **3**, 15 (1982)

d) In vivo-Schilddrüsendiagnostik

BÄHRE, M., D., EMRICH:

Funktionsszintigraphie der Schilddrüse
Akt. Endokrin. Stoffw. **4**, 66 (1983)

BÖRNER, W., W. BECKER:

Erkennung und Vermeidung von Fehlern bei der Szintigraphie der Schilddrüse
Akt. Endokrin. Stoffw. **4**, 72 (1983)

DROESE, M.:

Aspirationszytologie der Schilddrüse
Schattauer Verlag, Stuttgart – New York, 1979

DROESE, M.:

Methodische Gesichtspunkte und Treffsicherheit der Feinnadelpunktion der Schilddrüse
Nuklearmediziner **2**, 111 (1979)

FLORACK, G., H. KNIEMEYER, R. JAESCHOCK:

Zur Wertigkeit des Szintigraphiebefundes und der Zytodiagnostik bei Rezidivstrumen
Therapiewoche **32**, 1214 (1982)

FRANK, T., S. V. BARY, M. ZANDER, I. BUSCH:

Ergebnisse der sonographischen Analyse umschriebener Knoten der Schilddrüse
Akt. Endokrin. Stoffw. **4**, 100 (1983)

FREY, K. W.:

Die Aufgaben der konventionellen Röntgendiagnostik der Schilddrüse
Akt. Endokrin. Stoffw. **4**, 2 (1983)

HAGEMANN, J., G. WITTE, K. F. GÜRTLER:

Computertomographie der Schilddrüse und ihrer Nachbarorgane
Akt. Endokrin. Stoffw. **4**, 19 (1983)

HEINZE, H. G.:

Nuklearmedizinische Lokalisationsdiagnostik – der kalte und der warme Knoten
Therapiewoche **32**, 35 (1982)

HIRSCH, H., R. MAIER, N. STEIN, CHR. EWERT, CHR. UTECH, P. PFANNENSTIEL:

Sonographische Befunde bei diffusen Schilddrüsenkrankheiten
Akt. Endokrin. Stoff. **4**, 97 (1983)

IGL, W., K. FINK, B. LEISNER, A. GEBAUER:

Die Ultraschalldiagnostik der Struma
Therapiewoche **31**, 1609 (1981)

IGL, W., P. LUKAS, B. LEISNER, U. FINK, M. SEIDERER, C. R. PICKARDT, J. LISSNER:
Sonographische Volumenbestimmung der Schilddrüse, Vergleich mit anderen Methoden
Nuklearmedizin **20**, 64 (1981)

IGL, W., C. R. PICKARDT, B. LEISNER:
Physik und Technik der Schilddrüsensonographie, Volumetrie, Standardisierung der Befundung
Akt. Endokrin. Stoffw. **4**, 85 (1983)

JOSEPH, K.:
Statische, dynamische und quantifizierte Schilddrüsenszintigraphie
Nuklearmediziner **2**, 83 (1979)

JOSEPH, K., J. MAHLSTEDT, U. WELCKE:
Die Beeinflussung der thyreoidalen ^{99m}Tc-Pertechnetataufnahme (TcTU) durch therapeutische und diagnostische Suppression
Nuc-Compact **10**, 22 (1979)

JOSEPH, K., J. MAHLSTEDT, U. WELCKE:
Früherkennung der thyreoidalen Autonomie durch Kombination von quantitativer Szintigramm-auswertung mit einem Äquivalent des freien Thyroxins
Nuklearmedizin **19**, 54 (1980)

LEISNER, B., R. KANTLEHNER, W. IGL, U. FINK, P. C. SCRIBA, J. LISSNER:
Ergebnisse der quantitativen Fluoreszenzszintigraphie bei euthyreoter Struma
Therapiewoche **31**, 1620 (1981)

LEISNER, B., R. KANTLEHNER:
Die Darstellung der Schilddrüse mit Fluoreszenztechnik
Akt. Endokrin. Stoffw. **4**, 80 (1983)

LICHT, E.:
Das Jodid-Clearance-Äquivalent (^{123}J) als Parameter zur Abgrenzung von Schilddrüsen-dysfunktionen
Nuc-Compact **12**, 86 (1981)

MAHLSTEDT, J., J. CSIRIK:
TCTU – Ein Programm für das IMAC-System zur Durchführung des ^{99m}Tc thyroid Uptake Tests in der Schilddrüsendiagnostik
Nuc-Compact **12**, 37 (1981)

MAHLSTEDT, J.:
Vorzüge der Gamma-Kamera-Szintigraphie bei Schilddrüsenerkrankungen
Akt. Endokrin. Stoffw. **4**, 57 (1983)

MAIER, R.:
Ultraschalldiagnostik der Schilddrüse
Schattauer Verlag, Stuttgart (im Druck)

MAIER, R., P. PFANNENSTIEL, N. STEIN, H. HIRSCH, W. ADAM, CHR. UTECH:
Beispiele sonographischer Strukturen bei Schilddrüsenerkrankungen mit euthyreoter Stoffwech-sellage
Nuklearmediziner **4**, 97 (1981)

MAIER, R., P. PFANNENSTIEL, W. ADAM, H. HIRSCH, N. STEIN, CHR. UTECH:
Sonographische Strukturen bei Autoimmunerkrankungen der Schilddrüse
Int. Welt **4**, 422 (1981)

MONTZ, R., P. STRITZKE:

Schilddrüsen-Funktionsbilder der 123-Jodid-Clearance
Nuc-Compact **12,** 176 (1982)

MÜLLER, H. A.:

Die Feinnadelpunktion der Schilddrüse aus der Sicht des Zytologen
Nuklearmediziner **3,** 2671 (1980)

OBERHAUSEN, E.:

Praktische Bedeutung der Jodid-Clearance
Nuklearmediziner **2,** 78 (1979)

OBERHAUSEN, E.:

Eigenschaften der Radiopharmaka zur Schilddrüsenszintigraphie
Akt. Endokrin. Stoffw. **4,** 47 (1983)

PETERSEN, F.:

Schilddrüsenszintigraphie mit Gamma-Kamera und Scanner
Akt. Endokrin. Stoffw. **4,** 50 (1983)

PFANNENSTIEL, P.:

Nuklearmedizinische In-vivo-Diagnostik von Schilddrüsenerkrankungen
Klinikarzt **5,** 727 (1976)

PFANNENSTIEL, P.:

Die heutige Stellung des Radiojod-Zweiphasentestes
Dtsch. med. Wschr. **102,** 1001 (1977)

PFANNENSTIEL, P.:

Kritische Bewertung der Schilddrüsenszintigraphie
Med. Klin. **72,** 1 (1977)

PFANNENSTIEL, P.:

Diagnostik des szintigraphisch kalten Schilddrüsenknotens
Therapiewoche **29,** 3438 (1979)

PFANNENSTIEL, P.:

Der kalte Schilddrüsenknoten
Schweiz. Rundschau Med. (Praxis) **13,** 530 (1982)

PFANNENSTIEL, P., R. MAIER, H. HIRSCH:

Möglichkeiten der Sonographie in der Schilddrüsendiagnostik
Med. Klin. Prax. **78,** 36 (1983)

PFANNENSTIEL, P.:

Sonographische Befunde bei Schilddrüsenerkrankungen
Internist (im Druck)

PFANNENSTIEL, P.:

Heutiger Stellenwert und Indikationen der Sonographie der Schilddrüse
Akt. Endokrin. Stoffw. **4,** 142 (1983)

PICKARDT, C. R., W. IGL, B. LEISNER, D. KNORR:

Sonographische Volumetrie bei der Therapie der blanden Struma
Akt. Endokrin. Stoffw. **4,** 90 (1983)

189

REINERS, CHR., W. BÖRNER:

Indikation und Aussage nuklearmedizinischer In-vivo-Verfahren in der Diagnostik von Schilddrüsenerkrankungen
Therapiewoche **30,** 6300 (1980)

REINERS, C., W. WIEDEMANN:

Kombination von Sonographie und Szintigraphie, Bestimmung des Impuls-Dicken-Quotienten
Akt. Endokrin. Stoffw. **4,** 130 (1983)

SEIF, F. J.:

Indikation zur Schilddrüsenpunktion und Aussagewert der Zytologie
Therapiewoche **30,** 1003 (1980)

SCHUMM, P. M., W. O. STROHM, F. D. MAUL, C. KIRSCHNER, K. SCHÖFFLING, K. H. USADEL:

Sonographische und szintigraphische Schilddrüsenvolumenbestimmung als Kontrollparameter
während der Strumatherapie
In: Verh. Dtsch. Ges. inn. Med. Bergmann Verlag, München, 1134 (1982)

SCHÜMICHEN, C.:

Vorzüge der Szintigraphie mit Scanner bei Schilddrüsenerkrankungen
Akt. Endokrin. Stoffw. **4,** 63 (1983)

SCHWARZROCK, R., S. MÜLLER, O. SCHOBER, H. HUNDESHAGEN:

Bedeutung der Sonographie für die Diagnose der Schilddrüsenmalignome
Akt. Endokrin. Stoffw. **4,** 107 (1983)

ULLERICH, K., O. FISCHEDICK, D. UHLENBROCK, R. ROHWERDER:

Die Bedeutung der Computertomographie für die Diagnose und Therapiebeurteilung der endokrinen
Orbitopathie
Akt. Endokrin. Stoffw. **4,** 30 (1983)

WINKLER, C., K. REICHMANN:

Vergleichende Untersuchungen zur Schilddrüsenszintigraphie mit Scanner und Gamma-Kamera
Akt. Endokrin. Stoffw. **4,** 60 (1983)

WOHLENBERG, H.:

Stellenwert der Feinnadelbiopsie in der Schilddrüsendiagnostik
Therapiewoche **27,** 4669 (1977)

e) Spezielle Diagnostik der Schilddrüsenerkrankungen

BECKER, H.:

Struma maligna
Diagnostische Probleme und operationstaktisches Vorgehen
Fortschr. Med. **1,** 16 (1980)

BENKER, G., D. REINWEIN:

Schilddrüsenmalignome: Eine diagnostische und therapeutische Herausforderung
Akt. Endokrin. Stoffw. **1,** 103 (1980)

BIERSACK, H. J., C. WINKLER (Hrsg.):

Neue Aspekte in Diagnostik und Therapie des Schilddrüsenkarzinoms
Schattauer Verlag, Stuttgart, 1982

BÖRNER, W., CHR. REINERS:

Struma maligna: Behandlungsergebnisse und Nachsorge
Therapiewoche **32,** 1049 (1982)

DIRR, W., L. SCHMID, H. LANGHAMMER, H. W. PABST:

Nachsorgeuntersuchung bei Struma maligna
Nuklearmediziner **3,** 275 (1980)

HEHRMANN, R.:

Stufendiagnostik bei Schilddrüsenüberfunktion
Therapiewoche **32,** 1680 (1982)

HEINEN, E., J. HERRMANN:

Die subakute Thyreoiditis
Intern. Welt **3,** 324 (1980)

HEINZE, H. G., C. R. PICKARDT, K. HORN, G. SWOBODA:

Diagnostik und Therapie des autonomen Adenoms der Schilddrüse
Therapiewoche **27,** 4712 (1977)

HORST, W., CH. GLANZMANN:

Diagnostik und Therapie der endokrinen Ophthalmopathie
Therapiewoche **32,** 4848 (1982)

HORSTER, F. A.:

Nuklearmedizinische Aspekte bei M. Basedow und anderen Hyperthyreoseformen
Chirurg. **51,** 615 (1980)

HORSTER, F. A.:

Das Myxödem, Diagnose und Therapie
Akt. Endokrin. Stoffw. **1,** 313 (1981)

HÜFNER, M., G. KONRAD:

Funktion der Hypothalamus-Hypophysen-Schilddrüsen-Achse bei der blanden Struma
Therapiewoche **31,** 1511 (1981)

JOSEPH, K., J. MAHLSTEDT:

Früherkennung potentieller Hyperthyreosen im Strumaendemiegebiet
Dtsch. med. Wschr. **105,** 1113, (1980)

JOSEPH, K.:

Potentielle Hyperthyreosen
Dtsch. Ärztebl. **48,** 2279 (1981)

KLETT, M., D. SCHÖNBERG:

Neugeborenen-Hypothyreose-Screening in der Bundesrepublik Deutschland
Dtsch. med. Wschr. **106,** 6 (1981)

KÖBBERLING, J., G. HINTZE, H. C. BLOSSEY, H. DIRKS, D. EMRICH, G. MAYER, H. SCHICHA:

Diagnostische Probleme der Hyperthyreose im höheren Lebensalter
Dtsch. med. Wschr. **31/32,** 953 (1981)

KÖBBERLING, J., H. DIRKS, G. HINTZE:

Hyperthyreosen mit nicht erhöhten Werten von Gesamtthyroxin und Gesamttrijodthyronin
Akt. Endokrin. Stoffw. **3,** 42 (1982)

LEISNER, B., W. IGL, P. C. SCRIBA:

Fortschritte in der Diagnostik der autonomen Schilddrüsenadenome
Akt. Endokrin. Stoffw. **1,** 91 (1980)

MAHLSTEDT, J.:

Autonomie bei blander Struma
Therapiewoche **31,** 1576 (1981)

PFANNENSTIEL, P.:

Diagnostik bei Schilddrüsenunterfunktion
Krankenhausarzt **51,** 574 (1978)

PFANNENSTIEL, P.:

Diagnose der blanden Struma
Nuklearmediziner **3,** 183 (1980)

PFANNENSTIEL, P.:

Diagnose und Differentialdiagnose der Schilddrüsenkarzinome
Münch. med. Wschr. **123,** 1350 (1981)

PFANNENSTIEL, P.:

Probleme bei der Diagnostik von Schilddrüsenkarzinomen
In: Neue Aspekte in Diagnostik und Therapie des Schilddrüsenkarzinoms, Hrsg. Biersack, H. J.,
Winkler, C., Beysel, D., Schattauer Verlag, Stuttgart 23 (1982)

PFANNENSTIEL, P., CHR. UTECH, G. BRUNK, K. G. WULLE, R. MAIER, H. HIRSCH, W. ADAM:

Diagnostik und Therapie der endokrinen Ophthalmopathie. In: „Schilddrüse 1981". Hrsg. von
P. C. Scriba, K. H. Rudorff, B. Weinheimer, Thieme Verlag, Stuttgart, 112 (1982)

PFANNENSTIEL, P.:

Therapie von Schilddrüsenerkrankungen, 3. Auflage, Grosse Verlag, Berlin, Henning Berlin GmbH,
Komturstr. 19–20, 1000 Berlin 42 (1983/83)

REINERS, CHR., A. SCHRAMM:

Nachsorge des C-Zell-Karzinoms der Schilddrüse
Münch. med. Wschr. **123,** 1708 (1981)

REINWEIN, D.:

Klinik der blanden Struma
Therapiewoche **31,** 1552 (1981)

REINWEIN, D., O. FISCHEDICK, F. A. HORSTER, R. PICKARDT, H. SCHLEUSENER, K. ULLERICH,
K. SCHÜRMANN, S. WENDE:

Diagnostik und Therapie der endokrinen Ophthalmopathie
Dtsch. med. Wschr. **104,** 758 (1979)

SCHATZ, H.:

Die chronisch lymphozytäre Thyreoiditis (Hashimoto)
Intern. Welt **3,** 348 (1980)

SCHATZ, H.:

Klinik und Therapie der Thyreoiditiden
Therapiewoche **32,** 1058 (1982)

SCHERBAUM, W. A., P. A. BERG:

Bedeutung von Autoantikörpern in der Diagnostik endokrinologischer Erkrankungen
Dtsch. med. Wschr. **106**, 308 (1981)

SCHICHA, H., D. EMRICH:

Immunogene und nichtimmunogene Hyperthyreose – Versuch einer klinischen Abgrenzung
Dtsch. med. Wschr. **1**, 6 (1983)

SCHLEUSENER, H.:

Pathogenese des Morbus Basedow
Intern. Welt **1**, 173 (1978)

SCHLEUSENER, H.:

Diagnostische Verfahren zur Erkennung der Hyperthyreose und der endokrinen Orbitopathie
Intern. Welt **2**, 48 (1979)

SCHLEUSENER, H.:

Die Pathogenese der Hyperthyreose und der „endokrinen" Orbitopathie
Schwerpunkt Medizin **4**, 37 (1981)

SCHLEUSENER, H.:

Die Bestimmung schilddrüsenstimulierender Antikörper
Dtsch. med. Wschr. **108**, 967 (1983)

STUDER, H.:

Pathogenese, Klinik und interne Therapie des M. Basedow und der anderen Hyperthyreoseformen
Chirurg. **51**, 613 (1980)

UTECH, CHR., P. PFANNENSTIEL, G. BRUNK, K. G. WULLE, W. ADAM, R. MAIER, E. U. BIELER,
R. S. SIMON:

Diagnostik und Therapie der „endokrinen" Ophthalmopathie
Intern. Welt **8**, 285 (1980)

VOLLENWEIDER, R., CHR. HEDINGER:

Aktuelle Probleme bei Schilddrüsentumoren aus der Sicht des Pathologen
Schwerpunkt-Medizin **4**, 26 (1981)

WENZEL, K. W., J. M. RIEDEMANN:

Fehldiagnosen und Fehltherapien bei Schilddrüsenerkrankungen
Dtsch. med. Wschr. **46**, 1526 (1981)

WUTTKE, H.:

Die blande Struma in der Schwangerschaft
Therapiewoche **31**, 1594 (1981)

ZABRANSKI, S.:

Neugeborenen-Screening auf angeborene Hypothyreose
Therapiewoche **30**, 4119 (1980)